LES SOINS PALLIATIFS

Transversales philosophiques

Codirecteurs de la collection :

Valentina Tirloni et Jean-Jacques Wunenburger

Plus que jamais la philosophie est exposée à une double dérive : se replier sur son histoire en pratiquant l'archéologie des textes, se disperser dans la prolifération des savoirs et controverses du jour en mimant les sciences humaines. La philosophie, avec ses méthodes de conceptualisation et d'argumentation, peut et doit ouvrir des chemins nouveaux qui passent entre les choses, entre les savoirs, entre les disciplines ou même les traversent en diagonales. De ces parcours croisés, hors des sentiers académiques bien balisés, peuvent sortir des morphologies, des typologies, des cohérences, des généalogies inédites. C'est en traçant et en suivant des lignes obliques entre esthétiques, anthropologies, sciences, éthiques, théologies, mais aussi entre rationalités et imaginaires que la philosophie peut dévoiler, au cœur du contemporain, des richesses insoupçonnées, capables encore de renouveler nos savoirs bien identifiés et de nous donner à penser, jusqu'à l'étonnement, principe et origine de toutes recherches philosophiques.

Autres titres parus :

- Geneviève GOBILLOT (éd.), *Monde de l'Islam et Occident. Les voies de l'interculturalité* (2010).
- Yves DURAND, Jean-Pierre SIRONNEAU, Alberto Filipe ARAUJO, *Variations sur l'imaginaire. L'épistémologie ouverte de Gilbert Durand. Orientations et innovations* (2011).
- Gilles HIERONIMUS, Julien LAMY (éds.), *Imagination et mouvement. Autour de Bachelard et Merleau-Ponty* (2011).
- Jean-Philippe PIERRON (éd.), *L'homme à la folie. Psychiatrie et philosophie* (2012).
- Paolo MOTTANA, *Le regard imaginal* (2013).
- Patrick PAJON, Marie-Agnès CATHIARD (éds.), *Les imaginaires du cerveau* (2014).
- Cécile NOU, Henry DICKS, Jean-Philippe PIERRON, Claire HARPET, *Usée, sale, impure. Rationalités, usages et imaginaires de l'eau* (2015).
- María Noel LAPOUJADE, *L'imagination esthétique. Le regard de Vermeer* (2017).
- Jean-Jacques WUNENBURGER, *Soigner. Les limites des techno-sciences de la santé* (2019).
- María Noel LAPOUJADE, *L'imagination cosmologique. Regard sur Gaston Bachelard* (2021).
- Kostas NASSIKAS, *L'absence. Aux origines du signe et du transfert* (2021).
- Frédéric MONNEYRON, *Nations, races, sexes* (2022).
- Franck JUGUET, *La dissolution du politique dans le management. Le marché comme principe autorégulateur des démocraties* (2022).
- Pascal BOUVIER, *Imaginer les Constitutions. Essai sur la politique de Jean-Jacques Rousseau* (2023).
- Oleg POLIAKOW, *Renaître au souffle de l'esprit. L'imagination active en psychothérapie* (2023).
- Bénédicte MASELLI, *Le théâtre actionniste d'Hermann Nitsch. Rite sacré et ôde à la vie* (2023).
- Ionel BUȘE, *La créativité de la pensée est-européenne. Un panorama de la philosophie roumaine du XXe siècle* (2024).

Blandine HUMBERT

LES SOINS PALLIATIFS

UN APPEL À REPENSER LE GESTE DU SOIN

ACADEMIA

D/2025/4910/22 ISBN : 978-2-8061-3877-4

Rue du Poirier 10
B-1348 Louvain-la-Neuve

www.editions-academia.be

Préface

La mort après avoir été refoulée pendant une partie du XXe siècle, éclipsée par les techniques de procréation et les pratiques de la sexualité est revenue sur le devant de la scène, sous la pression des urgences juridique et éthique et d'une revendication civilisationnelle de liberté, d'autonomie, d'euthanasie et de droit à la dignité dans la souffrance. Le progrès des techniques et des sciences a de plus en plus affaibli voire déconsidéré la mort naturelle, lente, vécue comme volonté supérieure, comme fin sacralisée. Mais cette conjugaison d'éthique hédoniste, de droit libertaire et d'avancées thérapeutiques, a fini pas nous faire renoncer à comprendre le mourir comme fin de vie, à renoncer à une éthique du soin qui ne serait pas qu'une médication de la douleur et une sédation définitive.

Dans ce contexte la réflexion de Blandine Humbert se propose au contraire de se confronter à une approche inattendue, intempestive, dérivée de sa thèse universitaire initiale sur une herméneutique de l'agonie. Au lieu de sauter l'obstacle pour passer le plus vite de la vie à la mort, il conviendrait de penser le moment du mourir comme une ultime manifestation dévoilant la vie elle-même, celle qui nous a permis de venir au jour.

Le livre développe plusieurs temps forts :

Philosophiquement, il s'agit de repenser une phénoménologie de la vie, considérée dans sa phase de fragilité, vulnérabilité, souffrance, non plus comme celle d'un corps biologique, mais comme celle d'une « chair » au sens de Michel Henry. Dans l'espace-temps du mourir, dans la passivité radicale du souffrir, l'être fait l'expérience du sentir originaire qui lui donne encore la conscience d'être en vie. En régressant ainsi vers cet affect premier, il accède à son ipséité, à sa subjectivé pure, intime, qui incarne l'identité de son Je. Le mourant n'est plus le Moi triomphant, dont la puissance le détourne souvent de son intériorité, mais ce Je pur, senti à fleur de peau, dans la nudité de ses commencements.

Si telle est l'essence irremplaçable et irréductible du mourir, il importe précisément non de l'abolir, de l'anesthésier, de la faire se dissoudre dans la sédation comateuse, mais de la préserver, de l'accompagner, de la respecter, ce que cherchent précisément les soins palliatifs. Mais pour ce faire, il s'agit paradoxalement de s'abstenir de maitriser le corps par toute une pharmacopée, par une chimie de la sédation et de recourir aux performances du « cure » à l'opposé des possibilités du « care ». Prendre soin est alors une manière de rencontrer l'autre dans son intériorité de la vie passive, inactive, de faire naitre une empathie par un éventail de modes de présences : caresses, paroles ou musiques, signes d'apaisement, proximité des peaux, etc..

L'éthique du soin, en phase terminale, n'a plus à s'aligner alors sur des règles performatives, des protocoles et sentiments altruistes, plus ou moins spontanés, des valeurs abstraites de liberté ou justice comme le prônent les éthiques américaines. Prendre soin exige plutôt de dévoiler en et par soi-même le mystère de l'incarnation, de la chair, comme interface du lien entre soigné et soignant. Blandine Humbert réhabilite non une éthique déontologique des devoirs, mais une éthique des vertus, qui cherche au plus profond de chacun les ressources sensibles, affectives, morales pour accompagner l'autre mourant. Et cette éthique n'est plus seulement une élection singulière liée à quelque supériorité morale, mais ce qui peut être partagé et transmis dans l'attention d'une communauté soignante. Il appartient alors à celle-ci de s'imposer un ensemble de valeurs vertueuses, soudées par une fraternité entre mourants et bien portants, qui ne sont pas étrangères aux communautés religieuses : subsidiarité, jugement, responsabilité, inquiétude, compassion.

La rencontre entre un mourant et ses accompagnateurs soignants, devient ainsi une épreuve dramatique complexe, qui implique une expérience ontologique propre et singulière. Mourir est une épreuve physique, psychologique et métaphysique à nulle autre pareille, durant laquelle l'agonisant comme le soignant libèrent en eux une subjectivité intime profonde, masquée généralement par la vie quotidienne, où chacun rencontre la vie nue, la vie dans son sentir pur, sous forme d'une incarnation, où le corps et l'esprit se répondent sans distance, sans extériorité. C'est alors le moment pour tous de s'exposer à une rencontre, préparée, consentie, comme dans une alliance, où deux vies se reconnaissent et s'accompagnent dans l'amitié, l'amour, la compassion, la charité, ces formes changeantes d'actualisation de l'humanité en chacun.

Blandine Humbert non seulement nous invite donc à ne pas sacrifier la fin de vie aux sortilèges trompeurs du droit de mourir ou de la mort heureuse et provoquée, mais à faire du mourir une épreuve phénoménologique et métaphysique où chacun, patient et soignant, dévoile un mode d'être unique, sans équivalent, non un dépérissement, une survie moribonde, mais la présence de la vie dans son jaillissement premier, toujours offert à une rencontre avec un autre, à travers l'empathie ou la compassion. Mourir n'est pas qu'une heure hideuse à repousser ou à faire oublier, mais une occasion pure pour accueillir une manifestation originaire de l'union de l'âme et du corps, loin de tout recours à la toute puissance des volontés, des artefacts, des panoplies chimiques.

Le nouveau livre de Blandine Humbert est une surprenante et attachante leçon philosophique et éthique pour faire de la fin de vie un moment exceptionnel pour tous les acteurs, témoins et aidants. Alternant exposés plus techniques de philosophes (M. Henry, P. Ricoeur etc.), descriptions d'expériences du « care » en milieu hospitalier, essais sur les valeurs et vertus de l'éthique du soin, le livre, au fil de ses reprises et élargissements, se lit non comme un manuel d'apprentissage pédagogique ni comme un narratif moralisateur, mais comme une initiation à une conversion intérieure au service de l'événement ultime de toute vie qui peut être une sorte de soleil couchant qui fait se dévoiler l'horizon de la vie vécue depuis le premier instant. La richesse des analyses est traversée par une espérance que mourir n'est pas qu'un mauvais passage à accélérer, à éviter, à nier. Loin de vouloir livrer des concepts ou des protocoles rassurants et dogmatiques, Blandine Humbert nous familiarise avec des notions subtiles devenues souvent des mots valises sans portée. Au terme de sa lecture, on ne peut que regarder autrement la fin de vie, mais sans encore croire détenir le formulaire ou le rituel de sa domestication cosmétique.

Jean-Jacques Wunenburger

Introduction

Face à l'épreuve de la fin de vie, les soins palliatifs ont développé une conception du soin qui peut-être devrait parvenir à irriguer l'ensemble du système soignant. Et plus ? C'est l'hypothèse de ce livre. Soigner n'est jamais neutre. Ce geste essentiel à toute existence humaine (mais aussi nécessaire pour la planète) répond à une anthropologie. Par cette dernière s'esquisse une éthique. Si les soins palliatifs sont désormais l'expression consacrée pour désigner les soins globaux (qui recouvrent tout à la fois les actes médicaux pour soulager et prévenir la douleur, mais aussi l'accompagnement proposé pour permettre les soins dits de conforts, les soins spirituels) donnés lorsque la démarche curative n'est plus pertinente, l'expression souligne d'emblée « la préoccupation d'accompagner les personnes atteintes d'un mal incurable (qui) a été celles d'institutions religieuses dont le souci ne se réduisait pas à préparer les moribonds à une mort chrétienne, mais visait aussi à adoucir les vies de personnes vulnérables et pas nécessairement en fin de vie »[1]. Au XIXe siècle, l'institution Jeanne Garnier (actuellement nommé) joue le rôle de pionnier. C'est en 1842 que madame Jeanne Garnier fonde l'œuvre du Calvaire. Elle consacre son temps et sa fortune à l'accueil de femmes dites incurables qu'elle loge dans sa maison et qu'elle accompagne jusqu'à leurs morts. Les dames du Calvaire deviennent une association et une

1 Jacques Ricot, « Histoire et éthique des soins palliatifs », in *Cités*, 2016/2, n° 66, p. 49-58. DOI: 10.3917/cite.066.0049; https://shs.cairn.info/revue-cites-2016-2-page-49?lang=fr, p. 49.

maison s'ouvre à Paris : celle que l'on connaît sous le nom de Jeanne Garnier.

Palliatifs vient du latin *pallium*, ce qui signifie manteau. Recouvrir de son manteau celui qui est atteint d'un mal, celui qui est frappé par le malheur, c'est ce que poursuivent les soins palliatifs. Ces soins sont donc la poursuite du soin, quand ceux curatifs ne peuvent plus être bénéfiques au patient. Les soins curatifs ne sont pas antinomiques avec les soins palliatifs. Dans le curatif se niche aussi le palliatif. Mais le palliatif est ce qu'il reste à faire quand le curatif ne peut plus rien. Ne serait-ce pas la manifestation de l'essence même du soin? « Ces soins naissent de l'aveu de l'impuissance à guérir, du consentement à la finitude humaine, de l'humilité devant le tragique de la condition mortelle »[2].

Dans les années soixante-dix, face à l'abandon des malades que l'on ne pouvait plus guérir, face à l'acharnement thérapeutique, face aux douleurs et aux souffrances non accompagnées, face aux patients atteints du SIDA qui mourraient dans des conditions indignes, se lèvent des hommes et des femmes qui vont devenir les précurseurs des soins palliatifs en France. C'est la naissance de JALMAV (Jusqu'à la mort accompagner la vie) en 1983, de l'ASP (Association des soins palliatifs) en 1984, de la SFAP (Société française d'accompagnement et de soins palliatifs) en 1989. S'élevant contre la voie de l'euthanasie (l'ADMD est créée en 1980), Renée Sebag-Lanoë, Robert Zittoun, Emmanuel Goldenberg, Michèle Salamagne, Emmanuel Hirsch et Patrick Vespieren vont jouer un rôle capital dans la promotion des soins palliatifs. Par exemple, Patrick Vespieren va organiser au St Christopher's Hospice, crée à Londres par Cicely Saunders (que nous retrouverons plus tard dans ce livre) « un voyage d'études (...) avec un accompagnateur et douze étudiants, internes et jeunes médecins. Ce voyage agira comme un véritable déclic »[3]. Les soins palliatifs en France s'inspirent des grandes figures internationales qui développent aussi cette voie particulière du soin. Le médecin canadien, Balfour Mount, est le fondateur d'une structure palliative au Royal Victoria Hospital de Montréal. Il influencera la culture palliative française. Cette éthique se décline aussi en politique. La circulaire

2 *Ibid.*, p. 50.
3 *Ibid.*, p. 50.

Geneviève Laroque, en 1986, relative « à l'organisation des soins et à l'accompagnement des malades en phase terminale » va amorcer la transcription politique de l'intention éthique dans le soin en commençant à réglementer, et donc à reconnaître, l'importance de ces soins. Ensuite, malgré l'alternance politique, l'intérêt et l'engagement du politique sur cette question ne se démentent pas. Quatre lois vont se succéder pour organiser les soins palliatifs en France. Les deux premières ont été portées par Bernard Kouchner : en 1999, il promeut une loi visant à garantir l'accès aux soins palliatifs, puis la loi du 4 mars 2002, relative aux droits des malades et à la qualité du système de santé. C'est deux lois seront suivies par celles du 22 avril 2005 relatives aux droits des malades et à la fin de vie (dite Léonetti) et à celle du 2 février 2016 dite Léonetti-Clayes et ouvrant de nouveaux droits pour les malades en fin de vie.

Si nous travaillons la question du soin à travers les figures du mourir, qu'allons-nous apprendre ? Aujourd'hui, l'on pourrait penser qu'il existe trois figures possibles du mourir. La première serait celle du doloriste, elle mérite d'être interrogée. Non pas parce qu'elle fait des émules, mais bien parce qu'elle est un objet de crainte. À tel point que la question de la « souffrance existentielle », « psychologique », « réfractaire », ouvre la possibilité d'une sédation terminale continue à la demande ou, peut-être bientôt, à la possibilité d'un suicide assisté ou d'une euthanasie. Il faut réinterroger le dolorisme, le choix de la douleur comme lieu de salut, pour pouvoir tenter d'en esquisser des frontières et ainsi ne pas le confondre avec une philosophie de la vie qui laisse place à la souffrance et la douleur. Il ne faut pas présumer d'un sens à ces expériences destructrices, mais peut-être reconnaître leurs intimes liaisons avec nos existences ? C'est à cette condition qu'une philosophie du soin est possible.

La seconde figure du mourir, présente aujourd'hui de façon de plus en plus massive, est celle de l'épicurien ou du stoïcien. Après une existence remplie, dont l'homme a suffisamment joui, afin de ne pas vivre l'expérience de la dé-maîtrise, de la dépossession, de la souffrance et de la douleur, il faut maîtriser sa mort et l'anticiper. C'est ici la possibilité d'un suicide, ou d'un suicide assisté ou d'une euthanasie qui s'esquisse.

La dernière figure est issue de la philosophie du *care*. Tout homme est marqué par l'existential (c'est-à-dire que c'est une réalité vécue par tous, qui se greffe sur notre être même) de la fragilité. Ainsi, Jean-Louis Chrétien, dans un livre magnifique écrit : « la fragilité forme donc un péril perpétuel, et comme une épée de Damoclès à laquelle on ne peut se soustraire »[4]. Cette possibilité de la brisure nécessite la capacité de soigner, d'accompagner celui qui fait l'épreuve d'une fragilité, devenue vulnérabilité. C'est ici probablement que se dévoile le mieux le geste du soin, tel que l'initient les soins palliatifs.

Les trois figures du mourir possibles

Le doloriste

Celle qui nous est probablement la moins familière est celle du doloriste : elle nous inquiète, car elle peut nous faire croire à un retour du dolorisme alors même que nous sommes devenus algophobes. Le doloriste serait celui qui supporte la douleur avec résignation, sans se plaindre. Plus, il la recherche pour mieux la maîtriser et ainsi manifester la suprématie de l'esprit sur le corps. Cette figure interroge la philosophie de l'incarnation : ne serait-elle pas une négation du corps au profit de l'esprit ? Toute philosophie de l'incarnation, du fait même de son rapport au pâtir, pourrait porter une tentation doloriste en son sein. Elle justifierait ainsi la douleur. La douleur serait pensée comme une manifestation du fait que nous soyons toujours vivants. Pourtant, il nous semble qu'au contraire, parce que l'incarnation dévoile une subjectivité, elle peut être un véritable antidote à tout dolorisme. Il faudra pouvoir expliciter cette hypothèse afin de vérifier si la philosophie de l'incarnation est effectivement un antidote au dolorisme. Constater que l'agonie est un moment de souffrance et de douleur ne revient pas à accepter qu'il en soit ainsi, comme une fatalité. Ni faire de cette fatalité une occasion de rédemption. Parce qu'il y a souffrance, nous sommes convoqués à engager une relation avec l'homme souffrant afin de le préserver, autant que faire se peut, d'une déshumanisation totale. Si l'épreuve du mal peut nous détruire, sa négativité ne doit jamais avoir raison d'une subjec-

4 Jean-Louis Chrétien, *Fragilité*, Paris, Les Éditions de Minuit, 2017, p. 8.

tivité. Elle ne doit pas être possibilité de dépersonnalisation. Or, la question du soin est toujours prise dans celle de la souffrance. Reconnaître la plainte, enquêter sur cette dernière, cela constitue une des conditions indispensables pour soigner. C'est cette souffrance, peu nommée et toujours présente, qui nous pousse à aller vers un « protocole de mort provoquée » aujourd'hui[5]. Dans la fin de vie, ce que l'on craint n'est pas tant la mort que la douleur et la souffrance et les dépendances. Que faire de la souffrance ? Faut-il l'accompagner lorsque même celui qui souffre demande que cela s'arrête ? Il nous faudra assumer cette question pour penser le soin sans pour autant considérer a priori que la douleur et la souffrance possèdent un sens.

L'épicurien, le stoïcien, ou la figure de la maîtrise

La deuxième figure de plus en plus commune aujourd'hui est celle de l'épicurien ou du stoïcien. Il maîtrise le moment de sa mort, l'anticipe. Son esprit dompte son corps jusqu'à le nier si ce dernier doit imposer une douleur trop forte qui se conjugue le plus souvent à une souffrance. Suicide assisté, euthanasie, sédation terminale continue à la demande sont les visages techniques d'une anticipation de l'agonie. Sans pour autant la faire disparaître. Maîtriser la mort permettrait de ne pas faire l'épreuve des pertes et des dépossessions, d'un sentiment « d'indignité » subjectif, d'être celui qui est un fardeau pour les autres. Toutes ces questions, là encore, il nous faudra les affronter dans une philosophie du soin. Une ontologie de la chair nous rappelle que, primordialement, il existe une passivité chez l'homme. Cette passivité nous rend prisonniers de nous-mêmes, certes, mais elle est aussi ce sur quoi se fonde toute possibilité de rencontrer notre origine, de découvrir l'amour, de tisser des relations. Aussi, l'ontologie de la chair nous rend méfiants envers tout dolorisme fort : prêt à penser, soumettant autrui ou soi-même à la douleur. Cette attitude désengage le soignant, l'homme, du combat face au mal. L'ontologie de la

5 Nous utiliserons le terme « protocole de mort provoquée » pour parler de ce qui classiquement est nommé « aide active à mourir ». Les soins palliatifs sont une aide active à mourir. C'est leur cœur de métier. Or, demander une euthanasie ou une aide au suicide entraîne un protocole qui n'appartient pas nécessairement aux soins palliatifs. Choisir le terme d'aide active à mourir permet donc d'entretenir une confusion qui trouble le débat actuel.

chair nous rend aussi méfiants face à la pitié, entendue comme impatience du cœur. Cette impatience conduit à chercher à se débarrasser absolument de l'inquiétude, de l'angoisse, de l'effroi que provoque la souffrance. Cela conduit à essayer de maîtriser le moment de sa mort.

Dans les deux cas, il y a refus : refus de répondre à l'aporie du mal. Et par conséquent, impossibilité de mobiliser son énergie créatrice pour porter la responsabilité pour autrui et pour soi face au scandale qu'est le mal. Mais le refus, en tant qu'attitude, n'est pas l'unique option qui s'offre à nous. Capitulation, révolte, dissolution de soi dans un grand tout, toutes ces attitudes sont possibles lorsque l'on tente de répondre à l'énigme du mal et du malheur. Ricœur nous l'enseigne dans sa philosophie de la volonté[6]. L'homme, en raison même de sa liberté, choisit son attitude en tant qu'homme vivant, jusque devant sa mort. Il peut donc se refuser, se rebeller, entrer dans un consentement stoïcien (ce qui est le cas pour tout déclenchement d'un « protocole de mort provoquée »). Le consentement stoïcien correspond à une capitulation, une soumission au destin, une résignation. L'on change ses désirs plutôt que l'ordre du monde. L'homme peut aussi décider de choisir un consentement orphique, c'est-à-dire qu'il dit oui à la totalité en acceptant d'être absorbé par elle. Il renonce à sa singularité, sa particularité pour se fondre dans la Totalité (l'Être, l'Idée… etc.). Enfin, il peut choisir un consentement selon l'espérance. Le consentement selon l'espérance est pourtant celui qui, à notre sens, est le plus attentif à l'existence humaine telle que nous l'éprouvons, car ce consentement n'ignore rien de nos fragilités[7]. Ce consentement s'inscrit dans le réel de nos incarnations, faites d'épreuves et de joies.

6 Paul Ricœur, *Philosophie de la volonté*, t. 1, *Le volontaire et l'involontaire*, Paris, Points, 2017.

7 Je ne reviens pas sur la question ontologique que pose l'agonie et la fin de vie. Je renvoie au texte *Vivre la mort – nous pouvons réapprendre à mourir –*, Paris, Artège, 2023, qui présente un premier pan de ma propre réflexion ontologique sur l'homme qui meurt. J'y déploie la philosophie de l'incarnation au moment de l'agonie. J'interroge ici une philosophie du soin à l'épreuve de notre incarnation. Je ne suis donc plus dans la question du sujet en train de mourir, mais du « Tu », de l'*alter ego*, qui accompagne celui qui est en train de mourir. À ce titre, c'est bien d'une éthique soignante dont il s'agit.

L'existential de la fragilité : fondation du soin

La dernière figure, tentant de faire rempart aux figures de maîtrise, s'est développée au travers des éthiques du *care*. Fondées par Carol Gilligan, reprises par Joan Tronto, de nombreux auteurs se sont désormais intéressés à ces éthiques. Les éthiques du *care* permettent de mettre en lumière le fait que tout homme, vulnérable, nécessite d'être soigné. Aussi, face à l'épreuve du mal, devant l'homme souffrant, il s'agit d'esquisser, en tâtonnant, un chemin pour accompagner. Ce chemin permet à celui qui vit l'expérience de la défiguration et de la dépossession de retrouver l'hospitalité vis-à-vis de soi, du monde et des autres. Ces éthiques nous apprennent que secourir l'autre est une nécessité et que c'est cette capacité à soigner autrui vulnérable qui fonde un monde commun. Cependant, plus ancrée dans l'éthique que dans l'ontologie, il nous faut retravailler leur proposition. En effet, la question de la fragilité, pensée comme un existential, nous semble plus ajustée pour penser la condition humaine. Pourquoi ? Parce qu'elle appelle une action, écrit le philosophe : « la fragilité humaine, loin de former l'annonce que je serai défait dans le combat, ou l'excuse pour ne pas combattre, est par excellence le lieu même de la lutte pour accomplir son humanité en justice et en vérité. Elle n'est pas seulement ce contre quoi je lutte et atteins ma dignité »[8]. En partant de cet existential, nous comprenons que tout homme porte en lui une fragilité. Cette fragilité peut devenir brisure et donc vulnérabilité.

C'est bien parce que toute existence connaît dans son intime sa fragilité propre, que chaque homme peut faire l'expérience de la vulnérabilité et donc de la blessure, que la philosophie du soin et l'action soignante sont indispensables. Plus les années passent et plus l'homme fait l'expérience de la réversibilité de sa situation. Fragile, sans être vulnérable, il peut offrir son aide, accompagner l'autre. Devenu vulnérable, il va s'appuyer sur d'autres qui vont l'accompagner. Parfois, et c'est la richesse du soin, celui qui est vulnérable et qui est soigné, devient celui qui offre un espace d'accueil à celui, soignant, qui se croit fort et qui fait l'épreuve de la fragilité devenue vulnérabilité. L'expérience de la vulnérabilité est réversible. Pas celle de la fragilité. Cependant, elle permet ainsi à

8 Jean-Louis Chrétien, *Fragilité, op. cit.*, p. 26.

chacun, tour à tour, d'être soigné puis d'être soignant, d'être soignant, puis d'être soigné. Un monde humain ne peut faire l'économie de la fragilité, de la vulnérabilité, de sa réversibilité fragilité/vulnérabilité qui nous inscrit dans une dynamique du soin. Cette dynamique engage un agir. C'est « la fragilité seule qui forme la demeure de l'impérissable dans le monde. Seule la barque fragile de la voix humaine peut jeter son ancre dans le ciel »[9]. Fragiles, nous pouvons soigner autrui.

Une philosophie de l'incarnation

L'action déployée pour soulager le patient ne se justifie que pour préserver la relation selon les éthiques du *care*. Une ontologie de la chair[10] est plus exigeante : avant tout personnaliste, elle prend en considération le Je qui souffre comme le Je qui soigne. Pour parvenir à la rencontre d'autrui, dans une sphère d'intériorité radicale et immanente, il nous faut prendre conscience que l'autre si profondément différent de nous-mêmes est aussi notre semblable. Il nous faut une généalogie de la Vie pour fonder la fraternité. Tous, nous sommes des fils de la Vie. Nous ne sommes pas seulement des « autres » dont il faut prendre soin. Nous sommes des frères. Plus que la sollicitude, la chair henryenne nous ouvre à la fraternité, fraternité qui n'est possible que parce que nous sommes des vivants. L'intériorité devient le moteur pour fonder notre relation à soi-même comme aux autres. Elle enjoint à la sollicitude parce qu'elle fonde la fraternité. Elle ne nous assigne pas seulement à servir et soigner l'homme souffrant, elle est atemporelle, acosmique. La sollicitude s'enracine dans les modalités de notre existence et nous rend attentifs à

9 Jean-Louis Chrétien, *Fragilité*, *op. cit.*, p. 263.

10 Il faut ici d'ores et déjà délimiter les différences entre la chair et le corps. Dans *Incarnation*, Michel Henry montre que chaque objet possède un corps. La chair implique de posséder un corps, mais pour autant n'est pas un corps. La pierre est un corps, ce corps est inerte. Reprenons un exemple classique d'Heidegger : si la table touche le mur, elle n'éprouve pas le mur dans sa solidité. Elle ne le sent pas. Si tout corps est matière, tout corps n'est pas inerte. La chair est incarnation soit le fait d'« êtres souffrants, traversés par le désir et la crainte, ressentant toute la série des impressions liées à la chair parce que constitutives de sa substance – une substance impressionnelle donc, commençant et finissant avec ce qu'elle éprouve » in *Incarnation – une philosophie de la chair*, Paris, Seuil, 2000, p. 9. La chair c'est sentir, éprouver, être traversé par la jouissance de soi et le souffrir de soi.

celui qui nous est proche. Elle est contextuelle. L'incarnation nous ouvre à la fraternité et la fonde. Elle devient motrice dans tout agir moral. Elle permet de mettre en lumière que l'homme le plus défiguré, le plus dément, le plus souffrant est avant tout mon frère. Elle ouvre à la question du soin. Le soin, son sens, se dévoilent de façon particulière dans la question de l'accompagnement en fin de vie.

Qu'est-ce que soigner ?

La fin de vie se déroule aujourd'hui dans un contexte hospitalier, institutionnel. C'est une question sociale. Considérer la mort uniquement à l'aune d'une réponse technique et médicale ne peut pourtant suffire. C'est l'impasse dans lequel se trouvent nos contextes législatifs. La chair nous rappelle qu'il faut faire place à l'herméneutique, à l'interprétation. Il faut restaurer la place du sujet lorsque l'on pense à la fin de vie, car l'on approche de la terre sacrée qu'est autrui. Cet autre que soi se dévoile ultimement à l'heure de sa mort. Nos sociétés sont fragiles dans leurs racines : doutant de l'homme, elles ne possèdent plus ce socle commun qui permet de construire un agir moral. Notre absence de symbolique du mal nous pousse à une impatience du cœur. Cela nous éloigne de la compassion. Si l'unique réponse que nous apportons en fin de vie à l'homme souffrant est celle technique, alors nos lois traduisent notre barbarie. La barbarie, c'est la manifestation de l'incapacité de répondre par la culture à l'aporie de la souffrance et de la mort, de la douleur et du mal. La technique médicale nous éloigne de la métaphysique, nous éloigne de la passivité d'un pâtir qui ouvre à la subjectivité. La technique accroît la dépersonnalisation, et, par là, le malheur.

Soigner, c'est alors considérer la fragilité comme un existential. Tous fragiles, tous vulnérables. Nous nous engageons dans la relation pour soulager, accompagner, guérir celui qui souffre, celui qui se plaint. Soigner possède deux étymologies différentes. Si l'on part de l'origine classique, issue du francique « *sunni* », cela voudrait dire souci, soin, chagrin. Le soin souligne l'attention d'une personne pour porter le souci de quelqu'un, pour se préoccuper de ce qu'il éprouve dans son corps et son esprit, pour le soulager.

Cette préoccupation peut-elle nous faire assumer un chagrin face à ce que l'autre traverse ? Celui qui soigne doit pouvoir s'arracher à ces passions tristes que sont la peine et le chagrin, pour s'engager dans l'action. C'est en ce sens que l'étymologie latine « *somniare* » peut alors donner une deuxième dimension. Le soin glisse vers la capacité à rêver, la possibilité d'avoir un songe. Est ici souligné le fait que s'engager dans la relation de soin mobilise l'imaginaire et la créativité[11]. La passion triste qui mobilise l'attention se voit reprise par la *fantasia*. La *fantasia* permet de chercher une solution, une issue, en tout cas de proposer un compagnonnage. Chagrin, tristesse, *fantasia*, imagination seraient indispensables pour soigner autrui ? Mais alors qu'est-ce que soigner veut dire ? Quel est le type d'action qui est engagé dans le soin ? Les soins palliatifs sont-ils un modèle paradigmatique du soin ?

Nous nous appuierons tout au long de notre réflexion sur le modèle des soins palliatifs pour tenter de penser ce qu'est le soin. Nous essaierons de comprendre ce que soigner veut dire. Nous partirons d'une philosophie de l'incarnation pour penser le soin, car pour soigner l'autre il faut pouvoir le rencontrer. La chair est la possibilité de s'affirmer comme soi en tant que soignant. C'est par notre chair, personnelle, singulière, que nous pouvons rencontrer l'autre et fonder une communauté. Ainsi, pour accompagner celui qui meurt, le soignant met en lumière une philosophie fondant la fraternité entre vivants (I). Parce que l'autre est un vivant, parce qu'il est notre frère, nous pouvons le rencontrer et le soigner. Mais qu'est-ce que soigner ? Quelles sont les étapes du soin ? Pourquoi l'amitié et la fraternité sont-elles des fondamentaux du soin ? Nous montrerons que l'incarnation, à l'épreuve de la fin de vie, permet de mieux penser le geste du soin pour entrer dans une éthique de la compassion (II). C'est la chair, comme expérience vivante, qui devient alors le critérium pour renouveler les concepts de l'éthique soignante. Ces concepts que sont la vulnérabilité, l'autonomie et la dignité, le consentement ne sont pas seulement l'expression d'une possible maîtrise, mais ils peuvent être la recherche plus délicate d'un consentement selon l'espérance. C'est probablement ici que se niche la promesse de non-abandon de chaque patient (III). Nous

11 Sur la possibilité des deux étymologies, nous renvoyons au *Littré*, Littré – soin – définition, citations, étymologie (littre.org).

pourrons entrer, au terme de notre itinéraire, dans une philosophie du soin faisant place à l'ambivalence, ou au paradoxe, pour tenter de comprendre l'expression des désirs de mort et des désirs de vie. Prendre soin c'est rechercher la rencontre avec l'homme vivant, qu'il soigne ou qu'il soit soigné (IV).

PARTIE I

La chair : possibilité de s'affirmer soi et de rencontrer l'autre

Dans toute relation de soin, il faut penser la place de deux sujets. Ces deux sujets sont capables de se rencontrer, d'échanger, de partager et de compagnonner ensemble. Ce qui signifie qu'il faut pouvoir disposer d'un ancrage philosophique. Cet ancrage permet de travailler cette notion de sujet. Qu'est-ce qu'une personne ? Quel est le fond qui dit et dévoile notre humanité commune ? Car sans ce " partageable" qui fonde toute reconnaissance de l'autre comme *alter ego,* comment penser le soin ? Pour penser l'autre, encore faut-il penser à un soi. Car, pouvons-nous reconnaître l'autre s'il n'y a pas un sujet, « moi », pour pouvoir le nommer ? Il est pourtant nécessaire, particulièrement en fin de vie, de pouvoir nommer ce qui fonde la fraternité avec l'homme souffrant. Comment sinon accompagner celui qui est aux confins de la démence ? Avec lequel nous ne pouvons plus communiquer ? Avec celui qui est dans le coma ? Avec celui que l'on a plongé dans une sédation profonde, terminale et continue ? Lorsque le soignant se voit dépouillé de tous les indices d'une rencontre possible, comment maintenir le fait que l'inquiétante étrangeté de l'autre, que nous ne pouvons nier, est paradoxalement possible et présente uniquement parce que cette étrangeté souligne en creux la proximité de l'autre avec tout homme ? Comment tenir que, quel que soit l'état des patients, ils seront considérés comme des frères ? Il n'y a pas plus vieille question que cette dernière : qui est l'homme ? Pourtant en raison même de la multiplicité des états dits de conscience altérée, où le patient n'a plus la capacité d'entrer en relation avec autrui, ou tout du moins n'est plus capable de parler, la philosophie intentionnelle se voit interroger de façon radicale. L'autre m'enjoint à être responsable de lui. La philosophie lévinassienne pourrait être une issue pour notre philosophie du soin, mais elle place l'autre avant le « Je ». Avec Levinas, nous sommes otages d'autrui. Avec Michel Henry[12], nous sommes le frère d'autrui. C'est donc vers une phénoménologie non intentionnelle, une phénoménologie de l'incarnation que nous allons nous tourner pour penser le soin. Au cœur du soin, nous verrons que c'est la chair, l'incarnation, qui dévoile le mieux l'attention à porter au soigné qui est pansé et au soignant qui agit (1). Du cœur du soin au cœur du soi, il nous faudra interroger la philosophie de l'incarnation. Il nous faudra passer par une phénoménologie de *l'Arché*, par la recherche de nos origines, du commencement perdu (2) pour nous permettre de fonder une philosophie du soin non pas solipsiste, mais bien comme possibilité de toute communauté possible (3). C'est alors qu'à l'épreuve du soin, nous pourrons entrer dans une première ébauche d'une éthique du soin qui sera une éthique de l'effort (4). C'est cette épreuve du soin comme effort qui ouvrira une réflexion à l'anti-soin, ou le surgissement d'une possible déshumanisation de l'homme souffrant, rendu possible par l'oubli des origines (5).

12 Michel Henry (1922-2002) est un philosophe et romancier français. Né au Vietnam, il revient en France à la suite du décès de son père et poursuit sa scolarité à Lille puis au Lycée Henry IV à Paris. Il s'engage rapidement dans la résistance lors de la seconde guerre mondiale, et découvre par l'épreuve du maquis et de la clandestinité les prémices de sa philosophie. *L'essence de la manifestation*, titre sa thèse soutenue devant Jean Hyppolite, Jean Wahl, Paul Ricoeur, Ferdinand Alquié et Henri Gouhier. Il se consacre à construire une philosophie du sujet en travaillant l'incarnation, la subjectivité, le sujet vivant, la Vie et va fonder une phénoménologie non intentionnelle. C'est à l'université de Montpellier qu'il va chercher toute sa vie durant à développer une phénoménologie de la Vie profondément originale, et qui nous semble particulièrement pertinente pour repenser l'éthique du soin.

1.

La philosophie de l'incarnation au cœur du soin

Nous n'avons pas choisi le fait d'être incarné. Qu'est-ce à dire ? Tout homme fait l'expérience d'un corps vécu. La traditionnelle distinction allemande entre le *Körper* et le *Leib*[13] manifeste qu'il existe une différence entre un cadavre/un corps objet, et un corps sujet/un corps animé. C'est ce que la phénoménologie husserlienne va travailler, patiemment. Un soignant peut s'approcher d'un *Körper* : c'est le cas du chirurgien qui travaille sur un corps endormi. C'est le cas pour tout examen clinique. En touchant le corps, le soignant cherche à comprendre, connaître, reconnaître pour classer, trier, ordonner et soigner. Mais ce n'est pas suffisant. Il lui faut, pour que le geste du soin soit accompli, s'appuyer sur la connaissance du *Körper* pour entrer en relation avec le *Leib*, la chair, la chair vécue, le sujet. C'est alors que la possibilité de la rencontre, et donc du soin, se trouve dans l'incarnation, dans la chair vivante. Cette chair est offerte à la rencontre, disponible, sans jamais nous faire défaut, dans notre expérience de vivant. Éprouver, pour se plaindre, éprouver pour soigner, c'est ce que le pâtir henryen dévoile. C'est ce que fait découvrir la chair (1). Cette chair se dévoile dans l'affirmation d'un pâtir et d'une subjectivité (2) qui

13 Cette distinction entre le *körper* et le *leib* se trouve dans les *Méditations cartésiennes* d'E. Husserl, *in* Husserl, E., *Méditations cartésiennes*, traduction de l'allemand par Peiffer, G. et Levinas, E., Paris, Vrin, 2001, méditation IV, p. 113-147.

va se dévoiler dans un « Je Peux » (3). C'est ce qui permet d'approcher le mystère du sujet et de l'Ipséité (4). L'on découvre ici les conditions ontologiques de toute existence que sont la passivité et la pauvreté (5).

1 | La chair henryenne

Pour parler du soin, de la possibilité d'une rencontre entre celui qui porte une plainte et celui qui répond à la plainte, il nous faut partir de notre humanité commune. Quelle certitude avons-nous sur notre existence ? Sur l'existence de l'autre ? Être un vivant, être au monde, dévoile quelque chose de fondamental pour toute personne[14]. Nous sommes un « pâtir » : nous éprouvons. Dans cette épreuve de la vie, par l'affectivité, nous faisons la preuve de notre existence. C'est ainsi que le *cogito* cartésien affirme : « Je suis, j'existe, est nécessairement vrai, toutes les fois que je la prononce ou que je la conçois en mon esprit »[15]. Or cette affirmation cartésienne met en lumière l'intentionnalité d'un sujet. Le sujet est en mesure de s'affirmer soi-même comme ce « Je » qui est un sujet qui pense, en dépit de son corps. Descartes trouve le sujet. Michel Henry veut aller au bout de l'expérience cartésienne, pour affirmer, qu'avant toute intentionnalité, le sujet est d'abord celui qui éprouve. Nous découvrons alors l'affirmation d'un *cogito* existentiel. Par le pâtir, par le fait d'éprouver, j'existe. Ce que cherche Descartes, c'est un commencement ! Et quel commencement a-t-il effectivement trouvé en affirmant la puissance du *cogito* ?

Ce *cogito*, cette affirmation du sujet, n'a été possible que par la pratique du doute cartésien. Le cogito surgit grâce à l'*épochè* du monde, la suspension du jugement sur l'existence du monde, autrement dit, une mise hors de la phénoménalité de ce dernier. Ce qui implique, explique Henry, que Descartes pratique une mise hors-jeu de ce qui a toujours fondé la pratique philosophique : « le

14 À ce titre, nous renvoyons soit à notre thèse d'état intitulé « De l'invention du mourant à la figure de l'agonie, recherche sur l'ultime épiphanie de la personne incarnée », ou à notre livre *Vivre la mort*, paru en octobre 2023 aux éditions Artège. L'agonie dévoile l'incarnation de l'homme de façon paroxystique et paradoxale, ouvrant ainsi à une réflexion sur la chair et le soin en fin de vie.

15 René Descartes, *Méditations Métaphysiques*, Paris, Nathan, 1993, p. 47.

dimensionnal extatique auquel la pensée emprunte sa possibilité et s'accorde depuis la Grèce »[16]. C'est ainsi que le « je pense veut dire la vie, ce que l'auteur de la seconde méditation appelait âme »[17]. Le *cogito* est la découverte de la vie dans son affectivité, et non pas la découverte de l'intentionnalité, c'est-à-dire de l'âme. La vie est toute autre chose que la pensée. Sortir de l'intentionnalité demande un effort important, radical. C'est alors que le projet de la science galiléenne se superpose à cet effort du commencement. Cette science passe par le voir, et finit par détourner Descartes de sa recherche du commencement, pour le repousser dans l'oubli. Le « voir » de l'âme comme évidence apodictique, certaine, devient le voir de la vue. L'équivalence posée est un échec pour la phénoménologie. C'est l'effort de phénoménologie radicale qu'il faut poursuivre, en reprenant le geste initial de Descartes, pour être « capable de discerner, au sein même du pur apparaître et sous la phénoménalité du visible, une dimension plus profonde où la vie s'atteint elle-même avant le surgissement du monde »[18]. C'est ce projet cartésien qui tourna court, car ce dernier se réfugia dans le visible, le voir. Il en oublie ainsi la puissance du pâtir, de l'éprouvé.

Aux origines du sujet, à son commencement, Michel Henry explique que se trouve le corps subjectif, plus tard appelé chair. Il esquisse une phénoménologie de l'incarnation qui sera le socle de toute rencontre, de soi à soi, de soi avec l'autre. Cette phénoménologie devient le socle du soin, le socle de l'accompagnement de celui qui souffre. Il nous faut faire cette traversée de la phénoménologie matérielle pour effectivement penser la relation soignante dans la richesse des corps, des chairs, engagés dans la rencontre pour accompagner les souffrances et les existences de ceux frappés par le malheur. Le projet henryen est de déployer une phénoménologie matérielle, radicale, qui pense la vie, dans son éprouvé le plus pur et le plus immédiat, dans la plus commune de nos expériences. La phénoménologie matérielle s'ancre dans nos quotidiens.

16 Michel Henry, *Généalogie de la psychanalyse, le commencement perdu*, Paris, PUF, 1985, p. 6.
17 *Ibid.*, p. 7.
18 *Ibidem*, p. 7.

Pour penser la relation de soin, il faut penser la vie. Il faut pouvoir dire quelque chose du vivant. C'est la grande question de l'être qu'il faut traverser. Qu'est-ce que l'être ? Henry passera par une philosophie de l'immanence, arrimée à la chair, à la vie incarnée pour dire la Vie. Car « l'être incarné de l'homme, et non la conscience ou la pure subjectivité, est le fait originaire »[19].

La philosophie connaît trois types de corps distincts. Le premier type de corps est le corps comme entité biologique ou le corps objectif (celui qui est l'objet d'une perception extérieure et qui peut faire l'objet d'une recherche scientifique). Ainsi, lors de l'agonie, l'on guettera les défaillances corporelles manifestées par un essoufflement, un rythme cardiaque désordonné, une température corporelle qui s'effondre… C'est ce même rythme cardiaque que l'on surveillera lorsque le travail de la femme enceinte commence, pour la mère, mais aussi pour l'enfant à venir, car ce dernier indiquera une possible « souffrance fœtale ». Le corps du patient devient un objet de soin. Il est un objet de connaissance, ekstatique, extérieur, visible. La science objective de ce corps se décline en fonction des résultats d'examen de laboratoire, de biologie, de radiologie, d'IRM. Le corps est le lieu d'une enquête minutieuse. Les indices qu'il porte dévoilent la typologie de la maladie, la pathologie. Ce qui permet de prédire les évolutions à venir et d'engager les thérapeutiques les plus adaptées. Il y a une évolution « normale » d'un cancer, d'un patient atteint d'une maladie d'Alzheimer… la clinique de la fin de vie est annoncée par la connaissance que nous possédons de la pathologie. Il n'y a pas de médecine, pas de soins, sans un rapport de connaissance avec le corps et donc sans une objectivation du corps. Mais connaître et expliquer ne suffiront pas à comprendre le mal qui traverse celui qui souffre. Il faudra aussi tenter de le « comprendre ». Ainsi le corps objectif ne peut caractériser, à lui seul, la relation clinique entre un patient et son soignant. Il est nécessaire, mais non suffisant.

Il faut ajouter au corps objectif le corps organique, le corps vivant. C'est ce corps qui est rencontré dans les gestes du soin. C'est l'expérience de ce corps, ici et maintenant, présent, offert à notre vue, à nos mains, pour le toucher, le palper, le laver, le panser, le soigner. De la femme qui, après les douleurs de l'en-

19 Michel Henry, *Philosophie et phénoménologie du corps*, Paris, PUF, 2003, p. 4.

fantement, hurle pour qu'on ne la touche plus, de l'homme affaibli qui esquisse un sourire lors d'une toilette, de celui qui est dit « dément » et qui se détend lors d'un massage… Le corps réagit au toucher et le soignant tout comme le soigné font alors l'expérience, par le soin du corps, de la possibilité de la relation et des interactions. Ce qui se dévoile, c'est la manifestation d'un sujet qui réagit au toucher d'un autre, qui se livre dans l'épreuve de son corps. Le corps parle, il transmet des informations : gémissements, crispations, repli sur soi, tremblements. Le corps traduit ou trahit l'angoisse qui peut étreindre le sujet, il parle du sujet qui éprouve et qui endure. Ce corps (corps animé – corps animal ?) rend visible l'éprouvé de celui qui souffre. Corps humain, corps des animaux : à chaque fois, nous nous approchons d'un corps organique.

Le corps organique nous amène au corps subjectif, ou à la chair. La chair devient l'événement de l'intériorité, de la subjectivité, sans qu'il ne puisse y avoir de distance du soi à soi. Le corps humain est le seul qui appartienne à la sphère de l'existence comme corps subjectif, comme chair, car il fait apparaître un *ego*, un sujet. C'est « un corps qui est Je »[20] qui fonde la relation de soin. C'est de ce corps qu'il faut rendre compte pour fonder la relation soignante. Soigner oblige à penser le phénomène de l'incarnation. C'est l'incarnation qui conditionne toutes les possibilités pour le sujet d'être dans l'espace et dans le temps, dans le monde, de s'orienter à partir de sa chair.

Le corps subjectif est un concept issu de la philosophie de Maine de Biran. Le corps subjectif manifeste que « l'existence est déjà une science, non pas imparfaite et provisoire, mais l'origine de toute science, l'origine de toute vérité »[21]. La vie concrète, dans notre corps, est la condition de toute expérience, et donc, de toute vérité possible. Par l'effort que nous faisons pour vivre, le sujet peut effectivement se dévoiler. L'on fait l'expérience de sa chair au sein même de l'épreuve d'être, au sein de l'épreuve du soi. Cette expérience du soi est innée, car elle est « ce qui constitue l'essence de l'ipséité, l'égoïté, c'est l'intériorité, la présence immédiate à soi-même »[22]. Toute connaissance, toute rencontre, toute relation sont

20 *Ibid.*, p. 11.
21 *Ibid.*, p. 36.
22 *Ibid.*, p. 53.

fondées sur la connaissance ontologique originaire : le sentiment du moi. C'est le fait primitif de toute connaissance : le sentiment du moi. Il y a une autodonation originelle à soi-même qui permet d'accéder au phénomène de *l'ego* et de la subjectivité.

La manière de sentir, de percevoir le monde, c'est l'expérience même de notre subjectivité. Cette façon d'être au monde est unique, elle ne peut être donnée qu'au sujet. C'est pourquoi « l'unité de l'expérience qui est l'unité de la vie et de l'être transcendant, trouve son fondement dans l'existence d'une subjectivité absolue qui se transcende vers un monde parce qu'elle est, elle-même, le milieu où s'accomplit, d'une manière originaire, la révélation à soi de cet acte de la transcendance »[23]. La phénoménologie de l'incarnation manifeste l'être dans la propre révélation de sa chair. La chair, le sujet, l'homme. Il y a impossibilité pour la chair, l'homme et dès lors le sujet, d'être à l'extérieur de son corps. L'être de chaque corps appartient à la sphère d'immanence radicale, absolue. Le monde résiste à la chair, au corps subjectif, car il est extérieur, transcendant. C'est pourquoi il est nécessaire pour toute chair de fournir des efforts. Le corps fait prendre conscience que l'homme incarné, la chair, se dévoile dans l'immanence d'un « je suis » qui est un « Je Peux ». L'effort de survie ou d'adaptation dévoile la chair dans sa subjectivité propre. L'effort fourni pour vivre, pour agir, manifeste l'éprouvé, le fait qu'il faut que l'homme (soignant ou soigné) soit un pâtir, soit en coïncidence totale avec lui-même dans ce « soi » de la chair, parce qu'il s'éprouve comme « Je Peux » et donc comme ipséité, comme sujet.

2 | Pâtir

Tout sujet se manifeste dans une radicale subjectivité, dans l'immanence. *L'ego*, l'être, fait un effort face au *continuum* résistant qui ne cesse de s'opposer à lui, mais qui lui permet de se révéler à lui-même dans son intériorité. Ce *continuum* résistant, c'est le monde. « L'individuation réside dans le *pathos* d'une subjectivité concrète et c'est Maine de Biran qui, le premier, sans le savoir, en a eu l'intuition. Il a dit : j'agis, je fais l'effort et c'est le sentiment

23 *Ibid.*, p. 162.

de l'effort qui dévoile mon moi véritable. Je suis moi parce que je ne suis pas seulement passif, mais je suis cet effort que j'éprouve immédiatement et avec lequel je coïncide. Il cherchait donc déjà *l'ego*, le moi, dans cette autoaffection d'une subjectivité profonde, dans le *pathos*, ce que j'ai appelé vie et chair »[24], écrit Michel Henry. Le *pathos* est l'autre nom du pâtir, de l'affectivité.

Dans tous les mouvements que l'homme accomplit, la vie corporelle se révèle. En se révélant, elle se réalise. En se réalisant et en s'éprouvant elle-même, elle se dévoile dans sa propre sphère, dans sa propre épiphanie, dans l'invisible de sa chair, éprouvée et vivante. Le pouvoir du corps est toujours un savoir immédiat de soi. C'est pourquoi le corps « appartient au sujet parce qu'il se possède lui-même, parce que cette possession, ce don de soi à soi où il s'engendre reproduit l'acte essentiel de la subjectivité, l'acte constitutif de sa vie immanente »[25]. La vie corporelle est une révélation, dans l'immédiateté et dans l'immanence, de soi en soi, de soi à soi. Parce que nous éprouvons, nous sommes des vivants. Dans l'être du sujet, par le *pathos*, par le fait même d'éprouver, c'est l'incarnation qui se manifeste et se dévoile. Aussi, la chair, « ce n'est pas la possibilité, mais la réalité du sujet incarné qui est inscrite dans l'essence de la subjectivité où elle se trouve déterminée elle-même, comme une réalité subjective »[26].

Le *pathos*, c'est le fait même, originaire, de jouir et de souffrir. Dans tout *pathos*, tout homme, soignant et soigné, fait l'expérience de l'éprouvé originaire. C'est ce qui l'amène à jouir ou à souffrir, à jouir et à souffrir, l'un et l'autre étant les deux tonalités particulières, premières, de toute existence. Jouir et souffrir peuvent prendre, dans la phénoménologie henryenne, la dimension existentiale qu'Heidegger offrait à l'angoisse. Pâtir est le propre de tout homme. C'est là que se dévoile la condition ontologique de tous. Pâtir est un existential (c'est-à-dire qui se rapporte à la constitution intrinsèque de l'existence de l'homme). Pâtir constitue l'être de l'homme, c'est ce qui est propre à tout être humain.

24 Entretien avec Thierry Galibert, revue Autre Sud, numéro 11, décembre 2000, *Michel Henry Entretiens*, Paris, Éditions Sulliver, 2007, p. 128.

25 Dufour-Kowalska, G., *Michel Henry un philosophe de la vie et de la praxis*, Paris, Broché, 2000, p. 103.

26 Michel Henry, *Phénoménologie du corps*, *op. cit.*, p. 271.

Si nous pensons à une éthique du soin pour la fin de vie, ou ici plus exactement, à la lumière des soins prodigués en fin de vie par les soins palliatifs, si nous pensons une éthique du soin, il nous faut l'ontologie. L'ontologie, la science de l'être, est un appui pour découvrir une fondation cohérente pour mieux penser l'éthique. Face au corps qui meurt pris en soin par les soins palliatifs, il faut affirmer que le corps est toujours celui d'un sujet. Jusque dans les affres du pâtir, la chair peut se révéler à elle-même, et dans la surprise propre à toute vie, se dévoiler dans l'intimité et l'intériorité. La chair devient ce qui permet au patient qui se meurt de se dévoiler dans une ultime épiphanie incarnée. Dans cet ultime *pathos* se noue la surprise d'une rencontre du soi à soi qui se dévoile en son intériorité. C'est ainsi que l'effort en fin de vie est encore l'effort d'un vivant qui se dévoile jusqu'à son dernier souffle, dans la nudité de sa chair, dans son intimité. La fin de vie dévoile la révélation de *l'ego* dans la chair, elle met en lumière l'incarnation. Cette révélation, nous dit le philosophe, montre « l'immanence du corps subjectif (qui) est l'immanence du sujet transcendantal, c'est-à-dire l'immanence du fondement de la transcendance, "l'autoaffection du pouvoir d'être affecté par les choses" »[27]. La chair devance l'intentionnalité et la permet. Elle fonde l'intentionnalité qui est secondaire. Tout pouvoir, tout « Je Peux », s'enracine dans l'autoaffection première et originelle du *pathos*, de la chair. Le corps subjectif, la chair, manifeste la réalité concrète et individuelle de chaque homme. L'homme n'a pas un corps, mais est *ce corps*, avec lequel il agit. Parce quelqu'un éprouve une souffrance, il vient exposer son corps après avoir livré sa plainte afin qu'une main puisse l'accompagner, le soigner, ou à défaut de le guérir, le soulager. Parce que quelqu'un entend, écoute, se laisse toucher par le cri de l'autre, il va le toucher, le voir, l'écouter, le sentir pour pouvoir mieux ajuster le geste à poser. C'est l'émergence du tact soignant qui apparaît ici, ou l'art de toucher l'autre en le respectant et en le rencontrant.

27 Dufour-Kowalska, G., *Michel Henry un philosophe de la vie et de la praxis, op. cit.*, p. 106.

3 | « Je Peux » – ou l'épreuve du soi : une révolution soignante

Tout pouvoir, toute affirmation d'un « Je Peux », n'est possible que par la chair. La chair n'est pas le corps. Le corps n'est pas uniquement le corps biologique, nous l'avons vu plus haut. L'expérience humaine, incarnée, qui passe par la chair, permet de partir d'un fondement universel. La phénoménologie matérielle est concrète, car elle naît de l'existence humaine. Choisir une phénoménologie matérielle et concrète, c'est faire un choix méthodologique : « celui de parler de ce que nous savons plutôt que de ce que nous ignorons. Car chacun, chaque homme et chaque femme, à chaque instant de son existence, fait l'expérience immédiate de son propre corps, éprouve la peine que lui procure la montée de cette ruelle en pente ou le plaisir d'une boisson fraîche l'été, ou encore celui d'un vent léger sur le visage »[28]. Chacune de nos sensations, en tant que pâtir, devient constitutive de notre chair. Elle nous dévoile comme ce sujet, incarné, qui existe et se déploie. La conscience de soi est possible uniquement parce que l'épreuve du soi est d'abord non intentionnelle. Dans la douleur vive, qui cisaille l'être ; dans le silence d'un corps en bonne santé qui déroule ses pouvoirs dans l'insouciance ; dans la jouissance de soi ; de la sensation du bien-être à celle de la douleur, l'être est écrasé en soi, incapable de s'échapper de soi. Aussi « l'homme qui ne sait rien d'autre que l'épreuve de toutes les souffrances dans sa chair meurtrie, le pauvre, « le tout petit » en sait probablement beaucoup plus qu'un esprit omniscient »[29]. C'est un savoir qui porte sur la vie et qui est connu par tous les vivants. La phénoménologie matérielle, concrète, s'appuie sur la chair pour permettre de redire l'immanence, l'intériorité du soi à soi et du soi en soi. Devant chaque affection, chaque autoaffection, la chair s'étreint elle-même et se répond. Elle engendre un mouvement permanent qui appelle le déploiement de son être en pouvoir. Parce qu'il y a affection, il y a la possibilité d'une action. Le corps objectif, biologique, médicalisé ne peut rendre compte de l'expérience propre à chacun qui fait que nous habitons notre corps. Ce corps est notre demeure, il nous

28 Michel Henry, *Incarnation. Une philosophie de la chair*, Paris, Seuil, 2000, p. 7-8.
29 Michel Henry, *Incarnation. Une philosophie de la chair*, *op. cit.*, p. 9.

permet de nous révéler à nous-mêmes dans la jouissance de soi, dans le « se souffrir » de soi, dans le pâtir.

Une patiente racontait qu'elle se plaignait régulièrement auprès de son cancérologue des effets secondaires particulièrement douloureux de son hormonothérapie. Son médecin lui affirmait qu'il ne pouvait changer le protocole, qu'il s'en tiendrait au protocole, que c'était le protocole. Le corps objectif supplantait la chair de la patiente, et ne faisait pas sens pour le médecin qui la soignait. Elle retourne à son médecin, pour une nouvelle consultation, armée d'un compte-rendu d'un rhumatologue pour étayer sa demande de changement de molécule pour son hormonothérapie. Elle appréhende cette discussion. Elle se retrouve face au même médecin qui l'écoute, lui « accorde » un changement de traitement facilement, lui explique que si cela ne fonctionne pas, il aura d'autres solutions à lui proposer. Il pousse même le revirement à lui proposer de l'homéopathie pour soulager les effets secondaires qu'occasionne le traitement. C'était pourtant le même médecin… Surprise, la patiente essaie de comprendre un tel revirement. Il lui semble que son médecin porte une perruque. Serait-il à son tour malade ? Faire l'épreuve du pâtir d'un corps qui lâche, qui manque, qui fait défaut, qui épuise, c'est rejoindre l'immensité des corps souffrants qui se suivent et ne se ressemblent pas tout en se rassemblant. Comme le dit Henry, ce médecin a rejoint la banalité humaine, l'expérience la plus commune de notre humanité. Notre humanité passe par l'épreuve de l'incarnation, elle se manifeste ici par l'épreuve de la maladie. Tout dans la maladie ramène au corps, non pas uniquement objectif, mais à la chair. La révélation de la chair, dans le pâtir, ce n'est pas autre chose que le soi, l'ipséité qui se déploie dans ses « Je Peux ».

La chair est bien l'expérience subjective que chacun fait de ses propres impressions corporelles, de son pouvoir sur le monde. Elle est, par conséquent, un « Je Peux ». Ce « Je Peux », marqué par les sensations, par le pâtir, se déploie de façon particulière, en résonance avec ce qu'il éprouve dans son propre *pathos*. Soignants et soignés sont convoqués dans leurs chairs dans toutes les relations qu'ils engagent. Puisque vivre, c'est éprouver, s'éprouver soi-même plus précisément, alors l'essence de toute vie, celle des patients comme celle des soignants, est une pure épreuve de soi.

L'épreuve de soi se situe toujours au sein de l'affectivité. Parce que nous éprouvons, nous sommes des vivants, dans l'intériorité, dans l'intime de soi à soi. En raison des diverses tonalités affectives qui nous touchent, nous déployons une tonalité particulière d'être au monde, un engagement propre à chacun, singulier. Celui qui meurt meurt de sa propre mort. En un sens nous retrouvons ici une critique déjà formulée par Edith Stein à propos de Heidegger. Ceux qui ont accompagné un agonisant savent que la mort est toujours personnelle. Elle n'est jamais en « on ». Ce n'est jamais « on » qui meurt. Ce que le patient sait, le soignant aussi le sait. Cela amène les soignants à engager une action, à déployer un pouvoir : celui de s'attacher à être un pas derrière celui qui vit sa mort.

L'épreuve de soi passe par la sensation, comme acte pur de sentir, de se sentir soi-même. Celui qui est en train de mourir, que ce soit par le sentiment de désolation, d'angoisse, de révolte, de déréliction ou de paix intérieure, fait l'épreuve de soi. C'est cette épreuve de soi que les sciences modernes rendent difficile, car elles passent par l'extériorité, par l'objectivité. La médecine palliative résiste à cette tentation, en suivant pas à pas ce que livre le patient. La médecine en fin de vie déploie un pouvoir : l'attention au malade pour qu'il puisse exprimer, vivre, ce qu'il souhaite. Si ce qu'il dit ne rentre pas dans une classification gnoséologique, dans des symptômes qui se déclinent au sein d'une pathologie, ce qu'il vit est objet d'attention. En soins palliatifs, il s'agit de permettre aux patients de dire ce qu'ils traversent, même s'il n'y a pas de cause objective. Or, de nombreux patients témoignent du fait que leurs plaintes n'ont pas été écoutées. Seuls les examens cliniques « validaient » la souffrance, le mal ou le malheur. La cause objective, visible, explique, mais ne peut permettre, seule, de comprendre. Si nous réduisons le réel, si nous réduisons le soin à l'objectivité alors « c'est toute notre expérience telle que nous l'éprouvons qui bascule d'un coup dans l'illusion – nos sentiments, nos émotions, nos désirs, nos désespoirs, nos espoirs, nos renoncements, nos amours »[30]. Si l'on s'arrête à la description des processus biologiques, physiologiques qui conduisent à la fin de vie, il n'y a pas de drame. Pourtant, les soins palliatifs, et l'institution hospitalière dans son entièreté sont traversés par le tragique. Le

30 Michel Henry, *Incarnation. Une philosophie de la chair*, *op. cit.*, p. 146.

corps n'est pas une pièce mécanique qui se casse et qui s'use, mais un corps qui se fatigue. La médecine, si elle veut pouvoir accompagner ceux qui se livrent à elle, doit prendre soin des corps de chair et des corps objectifs. Le pouvoir du « Je Peux » s'enracine toujours dans l'affectivité, dans le *pathos*.

4 | Affectivité et Ipséité

C'est bien sur l'ipséité, sur la subjectivité, dans la relation soignante, et ce particulièrement en fin de vie, que s'ancre le geste du soin, que s'enracine tout savoir. Le corps n'est plus l'objet de l'expérience, mais il en est le principe. À l'écoute de la chair, le soignant guide son geste en étant attentif à l'entièreté de la personne, corps objectif et corps subjectif, chair livrée dans un souffrir. La vie, celle de celui qui soigne comme celle de celui qui est soigné, possède le même mode phénoménologique de révélation : le *pathos,* l'étreinte de soi en soi, sans écart, d'un souffrir et d'un jouir, de l'affectivité pure. La chair n'est qu'affectivité. Puisqu'elle éprouve, elle s'éprouve elle-même. Elle est impressionnelle et affective dans sa venue originaire à soi, dans la Vie. « Parce que la chair n'est rien d'autre que la possibilité la plus intérieure de notre soi, celui-ci est son Soi unitaire. L'homme ignore le dualisme. Le Soi pense là où il agit, où il souffre, là où il est un Soi dans sa chair »[31]. L'homme vivant s'éprouve dans sa chair, dans son unité. Tout pouvoir relève de cette immanence première et originelle, de cette affectivité pure. Le pâtir est le sol sur lequel se déploie l'ensemble de nos pouvoirs. La vie vient pathétiquement en soi. Nos pouvoirs se développent sur cette vie pathétique. Dans sa chair, dans son *pathos*, donc dans le jouir et dans le souffrir, l'homme se révèle à lui-même. Celui qui soigne et qui s'engage dans la relation de soin, en développant ses pouvoirs, en s'appuyant sur son « Je Peux » se dévoile à lui-même. Celui qui souffre, qui est en train de rendre son dernier souffle, se dévoile aussi à lui-même. Ultime épiphanie d'un être : voici l'agonie. Ce qui se dévoile, dans l'invisible des chairs, dans les ultimes soins que l'on accorde à ceux qui meurent, c'est la vie d'un vivant. Le corps, jusque dans son dénudement le plus radical et pourtant

31 *Ibidem.*

parfois le plus obstiné, dévoile l'ipséité du sujet. L'ipséité du sujet est toujours originaire.

Le *pathos*, l'affectivité, dévoile la subjectivité, l'ipséité. L'incarnation manifeste le sujet. Pour Michel Henry : « pouvoir toucher signifie se trouver en possession d'un tel pouvoir, être préalablement placé en lui pour coïncider avec lui, s'identifier à lui et de cette façon seulement pouvoir ce qu'il peut »[32]. Tout pouvoir relève de cette immanence essentielle, l'immanence en soi et à soi s'accomplit dans la vie pathétique. L'immanence s'accomplit en soi. Tout pouvoir et toute action surviennent et surgissent d'une chair. La chair est le lieu de l'archipouvoir : l'origine des pouvoirs. Ce qui implique que tous nos pouvoirs se déploient sur une réceptivité première. Cette réceptivité se décline ontologiquement par deux qualités de la chair : ce sont la passivité et la pauvreté. Tout geste de soin, comme tout soin reçu, s'enracine dans la passivité et la pauvreté. L'ontologie de la chair qui passe par ses deux qualités, une fois assise, pourra se transformer en éthique de la vie. Il nous faut donc, pour penser le soin, passer par ce moment enracinant la chair comme origine. La chair est l'originaire, le commencement, le premier apparaître, l'apparaître du sujet, qu'il souffre ou qu'il soigne. La chair est le sol de l'action.

5 | Passivité et pauvreté

Comme être de chair, comme *pathos*, tout homme est pris par un éprouvé. C'est dans cet éprouvé même, dans cette expérience particulière où l'on s'éprouve soi-même, que peut naître le sujet et donc l'ipséité. L'ipséité fait apparaître le vivant dans le monde. L'homme, dans ce pâtir radical, qu'il soit un homme souffrant ou un homme soignant, fait une expérience radicale : celle de la passivité. Ontologiquement, nous sommes au monde passivement. Nous ne sommes pour rien dans notre naissance. Nous respirons, notre cœur bat, sans que nous le « voulions ». C'est grâce à cette passivité, cette réceptivité première de la vie que nous allons pouvoir, dans un second temps, développer notre agir.

32 *Ibid.*, p. 197.

La passivité dévoile l'impuissance première de tout vivant : nul n'est à l'origine de son existence. Nous recevons la vie. Puis, il nous revient de nous orienter dans notre vie propre. Impuissance essentielle : nous nous révélons être un vivant, un vivant particulier, singulier, original, non duplicable, sans pour autant être à l'origine de notre vie. Nous recevons la vie en nous. Elle nous permet de nous déployer et d'agir en affirmant nos « Je Peux », en affirmant nos pouvoirs. Cette passivité du vivant, de la chair, de l'incarnation, dévoile le sujet à lui-même et lui permet « d'être soi-même ce qu'on reçoit comme tel essentiellement passif à l'égard de soi, telle est cependant l'essence de la vie et, quand celle-ci désigne la révélation elle-même dans son effectivité concrète, quand la passivité à l'égard de soi n'est autre chose que l'expérience de soi, c'est-à-dire précisément cette révélation elle-même, l'essence de l'esprit »[33].

Au sein de la passivité, qu'est-ce qui se dévoile ? La découverte que tout ce que nous vivons n'est jamais autre chose que la découverte de notre vie propre, de notre ipséité, de notre propre chair, de notre incarnation. Originairement, et pour permettre cette originalité, nous nous recevons, tous, comme vivants, dans une passivité première et primitive. Secondairement, parce que nous déployons notre agir sur ce fond de passivité, il nous est possible d'oublier la passivité et d'oublier la condition de notre existence : l'incarnation. L'oubli de la Vie est possible, car lorsque nous faisons l'expérience de marcher, nous ne disons pas que la Vie nous permet de marcher. C'est nous, sujets de l'action, qui marchons. Nous oublions cependant ce qui est à l'origine de ce pouvoir.

L'homme souffrant, dans son cri, dans sa plainte, nous rappelle cette immémorialité de l'incarnation. L'homme, vivant, est toujours pris dans un pâtir : un jouir et un souffrir. Tout « Je Peux » trouve son origine dans cette passivité première. Aussi la passivité est à honorer, et non à éliminer. C'est en ce sens que nous pouvons dire que l'éthique soignante, déployée dans les soins palliatifs, qui est attentive à porter une part « d'impuissance » face à la souffrance d'autrui, développe une éthique du vivant. Cette éthique est attentive à l'être même de celui qui est soigné, car elle ne nie pas son origine, son fondement, la possibilité même de son être. Lorsque les soins palliatifs disent qu'ils tentent de supprimer la

33 *Ibid.*, p. 367.

souffrance sans supprimer le souffrant, ils essaient de dégager cette frontière, ligne de crête ténue, qui reste attentive à la possibilité même d'accompagner un vivant dans son incarnation. C'est en ce sens que, plus tard, nous parlerons d'un devoir absolu de soulager qui ne peut se décliner en droit de ne pas souffrir. Peut-on supprimer la souffrance sans supprimer le vivant ?

La passivité première et ontologique nous fait nous dévoiler comme des êtres de chair, des vivants. Elle est une épiphanie : le clair-obscur de notre apparition dans le monde, de notre naissance. Pour qu'il y ait révélation de soi à soi-même comme sujet, de révélation comme autorévélation de soi, il faut qu'il y ait donation, autodonation de soi à soi-même dans le pâtir. Ce pâtir est l'origine de la révélation de notre être comme ipséité, comme chair. Il n'y a pas de révélation du sujet sans cette autorévélation pathétique. Nous sommes, comme être de chair, enchaînés à nous-mêmes, dans le pâtir, primitif et passif. Nous n'avons pas de pouvoir sur ce que nous sommes. Parce que nous ne sommes pas à l'origine de notre être, nous n'avons pas non plus pu nous vouloir comme nous sommes : nous avons été donnés à nous-mêmes dans cette passivité première et originale, commune à tout être vivant.

Cette passivité première, qui nous donne notre tonalité d'être au monde, notre façon éminemment personnelle et singulière d'être ce sujet vivant dans le monde, nous a été donnée dans l'autorévélation de soi à soi qui se produit dans le pâtir. Ce qui signifie que le pâtir nous lie à nous-mêmes dans notre chair, comme cette chair que nous sommes et qui ne peut être autre que « moi ». Nous ne pouvons nous échapper de ce « moi ». En nous donnant la possibilité d'être, reçue dans le pâtir, nous découvrons la liberté fondamentale qui est l'affirmation de soi : « je suis », « j'éprouve », « j'existe ». Il est impossible de se créer soi-même. Au sein de la richesse ontologique de l'être qui nous est donnée dans la chair, la passivité impose la pauvreté ontologique. Nous sommes, mais nous ne pouvons être autre chose que ce que nous sommes. La façon d'éprouver donne une tonalité à nos existences que nous pourrons cultiver, mais non pas transformer en « autre que nous-mêmes ». Nous nous révélons à nous-mêmes, dans l'autodonation de la vie, comme nous-mêmes et jamais comme autre que nous-mêmes. De l'involontaire, de la réceptivité première, jaillit le volontaire, l'activité secondaire.

En fin de vie, lors de l'agonie, c'est ce qu'il est possible d'observer lorsque l'on accompagne l'homme souffrant - pris dans son pâtir fait de souffrir –. Nous pouvons éprouver la réversibilité du souffrir qui se métamorphose en jouir jusque dans la mort. L'homme qui est en train de mourir souffre de soi, dans son soi. « Dans la passivité ontologique originelle de l'être à l'égard de soi, dans son souffrir réside sa souffrance. Dans l'impossibilité de surmonter cette passivité, dans l'impossibilité pour le moi de rompre le lien qui l'attache à lui-même, la relation à soi, d'échapper à sa souffrance, réside son désespoir »[34]. Celui qui soigne est pris dans son impuissance propre d'agir. Il peut faire l'épreuve d'un retour à son impuissance originelle, ontologique. Celui qui souffre éprouve de façon particulière son impuissance originelle et ontologique. Passivité et pauvreté sont les deux mots qui disent notre incarnation et nous la dévoilent. Aussi respecter l'homme qui soigne et l'homme qui souffre, c'est essayer d'esquisser des règles d'actions. C'est travailler à une éthique de la vie et du vivant qui permet de l'honorer, dans l'ensemble de ces dimensions. C'est fonder l'éthique sur le sol du pathétique de l'existence, de la chair, de l'éprouvé, du fait de s'éprouver soi-même. Au fond, de cet écrasement de soi-même en soi-même se joue la possibilité d'un surgissement, d'une surprise : celle d'une affirmation de soi toujours possible. Cette affirmation passe par le passage d'un souffrir à un jouir. La vie se dévoile dans une dynamique, dans un mouvement cyclique. Ce mouvement n'est pas achevé lors de l'agonie, il manifeste l'épreuve d'être un soi partagée par tous les vivants. Qu'est-ce que la Vie, en se révélant dans la chair, dévoile d'un commencement perdu ? Pourquoi parler d'un commencement perdu alors que nous réfléchissons sur la fin de vie ? Au fond, lorsque l'on aborde la question de la mort pour chacun en ce monde, se pose en miroir, la question de la naissance, la question du commencement de chaque vie. Car le soignant va poursuivre sa vie propre alors que celle de son patient va s'achever.

34 *Ibid.*, p. 852.

2.

À la recherche du commencement perdu – quand la phénoménologie permet d'asseoir la possibilité du soin

Accompagner l'agonie, c'est faire l'expérience du dévoilement d'une chair, vivante : jouissante et souffrante. Quel est le commencement de la chair ? Quel est le commencement de chacun ? Pour Henry, nous avons perdu notre commencement. La philosophie en choisissant la voix de l'intentionnalité a rendu illisibles nos origines communes. Or, comment penser le soin sans s'ancrer dans le sol de l'incarnation (1) ? Repartir des origines de chacun, passer par une phénoménologie de *l'Arché* est une étape qui peut être fastidieuse, mais pourtant nécessaire, pour fonder ontologiquement, charnellement, la possibilité du soin et de la rencontre entre le soignant et le patient (2). Nous l'avons vu, toute vie ne peut avoir accès à soi qu'en soi. Tout soignant ne peut donc avoir accès à un soi-même qu'en soi, tout comme tout patient ne peut se révéler que dans son intériorité. Nous ne pouvons avoir accès à nous en dehors de cette intériorité que nous sommes, en dehors de notre incarnation, et en dehors de la Vie. C'est la Vie qui suscite nos vies. C'est elle qui est notre origine commune. « C'est seulement parce que d'ores et déjà, avant nous, depuis toujours, au commencement et comme ce commencement même, une Vie absolue (la vie unique et absolue de Dieu, qui n'est autre que cette Vie unique et absolue) est venue en soi en s'éprouvant soi-même dans l'épreuve pathétique du premier Soi vivant - qui est son Verbe - que, dans cette venue en soi de la Vie absolue, dans l'épreuve qu'elle fait de soi en son Verbe, nous sommes venus nous-mêmes en nous, de telle sorte que nous sommes vivants »[35]. Découvrir l'Archi-Chair et l'Archi-Fils (3) permet de mieux considérer le soin et d'enraciner le sol de l'action du soin dans la communauté des vivants (4).

1 | Le soin et l'épreuve de la Vie

Nous avons accès à la Vie en ayant accès à nous-mêmes, la Vie continue de se révéler dans son jaillissement caché en nous permettant d'être vivant, d'être incarné. C'est sur ce sol de l'action que l'action soignante s'enracine. Parce que le soignant est une chair, il peut agir. Parce que le patient est une chair, il peut se laisser toucher. Dans le fait de toucher l'autre, le soignant sait bien qu'il touche bien plus qu'un corps. Est-ce purement un ajout culturel et symbolique ? Cette reconnaissance de l'autre comme sujet vivant, par le fait de toucher son corps, est l'expression d'une connaissance archaïque et vitale : le corps est plus que le corps, il permet le dévoilement de la chair.

La Vie dans son Archi- Passibilité, dans son immanence, dans son intériorité nous permet de nous recevoir nous-mêmes comme soi. Pour ce faire, la Vie vient en elle-même, est venue en elle en s'éprouvant elle-même dans l'épreuve pathétique du premier Soi Vivant, celui du Verbe mentionné par le prologue de Jean « Et le Verbe s'est fait chair ». En ce sens, s'il y a un premier soi vivant, il y a aussi une Archi-Chair. Le commencement perdu de la chair oblige à chercher nos origines. Comment avons-nous perdu ce commencement ? En oubliant soit le corps au profit de l'esprit, soit l'esprit au profit du corps. L'idéalisation de l'un au profit de l'autre amène à une négation de soi et de la Vie qui pousse à la déshumanisation. Par exemple, que dire d'un soignant qui délivrerait l'information parfaite à son patient sur le plan rationnel sans s'assurer que le langage corporel et émotionnel de son patient indique la compréhension du message délivré ? Si le corps

35 Michel Henry, *Incarnation. Pour une philosophie de la chair, op. cit.*, p. 123.

suinte la peur, peut-on réellement faire appel à la raison ? Ainsi, les patients à qui l'on diagnostique une maladie grave peuvent passer par une forme de sidération. Sont-ils en mesure de comprendre et de consentir aux traitements annoncés à ce moment précis de leurs parcours ? Ils ont besoin que l'information donnée puisse se déployer dans une temporalité respectueuse du corps vivant, pris dans ses affects.

De même, un soignant ne s'occupant que des corps soigne-t-il véritablement son patient ? Pour les patients dans des états de conscience altérés, lorsque les soignants se mettent à bavarder dans la chambre, en ignorant la présence de celui qu'ils soignent, ne réduisent-ils pas la présence de l'autre à une matière inerte ? Ils nient la subjectivité de celui qu'ils sont pourtant en train de soigner, le plus souvent faute d'attention. La perte du corps, qui serait réduit à la perception, conjugué à la perte de l'esprit conduisent à la négation de l'humanité de celui qui est soigné. Le corps d'un homme ne peut être rien d'autre qu'une chair. Se déshumaniser, déshumaniser autrui c'est se comporter « comme si un corps d'homme pouvait être autre chose qu'une chair vivante, une chair invisible, intelligible dans l'invisible de la vie et seulement à partir d'elle »[36]. Ce que Descartes comprend lorsqu'il affirme son célèbre « *cogitatio sum* », c'est que ce *cogitatio* est auto-révélation, auto-génération. Il manifeste le « je » dans son intériorité, dans son immanence, il révèle la chair.

Mais il ne peut y avoir d'auto-incarnation et d'auto-génération au sens d'une création nouvelle. L'être de l'homme est limité. « La certitude d'une tristesse est l'épreuve que cette dernière fait de soi ; elle consiste dans cette épreuve en laquelle consiste la tristesse, de telle façon qu'elle commence et finit avec elle et que la matière dont est faite cette certitude n'est rien d'autre que celle dont est faite la tristesse, son pathos. La certitude est la certitude de la vie, la certitude qu'elle a d'être vivante, en la Parousie triomphale de son auto-révélation pathétique en sa jouissance de soi »[37]. Nous sommes donc désormais opposés à la phénoménalité extatique grecque et ne pouvons penser à la chair de l'homme que dans l'auto-révélation immanente de la Vie. La philosophie, pour penser l'exis-

36 Henry, M., *Incarnation. Une philosophie de la chair*, *op. cit.*, p. 123.
37 *Ibid.*, p. 129.

tence et pour penser le soin, doit prendre acte du fait que ce n'est pas la pensée qui permet d'accéder à la Vie, mais la Vie qui permet d'accéder à la pensée.

2 | Vers l'archéologie : recherche sur le commencement de notre humanité

La pensée, si elle s'avère nécessaire, n'est qu'une modalité de l'existence de l'homme dans le monde. Elle est extériorité. Elle est soumise à ce qui est sa condition de possibilité d'exister : l'existence d'un sujet. Ce sujet, en tant qu'ipséité, en tant que chair, est issu de la Vie. La pensée n'est donc plus possible sans la Vie. La possibilité de dire sa plainte, ou de soigner n'est plus possible sans l'incarnation. Alors l'immanence triomphe. Or, « cette venue originaire en soi même s'accomplit dans le Pathos originaire de sa pure jouissance de soi – dans l'Archi- Pathos d'une Archi-Chair – que partout et nécessairement, partout où une vie viendra en soi, cette venue sera identiquement celle d'une chair, la venue en soi de cette chair dans l'Archi-Chair de la Vie »[38].

La chair n'est donc que la façon dont la Vie se fait vie. La Vie se manifeste dans un Archi-Pathos. L'Archi-Chair permet au vivant de vivre, elle est le fond de toute chair. Il ne peut y avoir de vivant sans Vie, ni de Vie sans Archi- révélation. « La génération de la chair qui est la nôtre est strictement parallèle à celle de notre soi transcendantal qui fait chaque fois de nous ce "moi" ou cet "ego" que nous sommes. Ou plutôt, il s'agit là d'une seule et même génération. La génération du vivant dans la Vie est celle de notre Soi transcendantal dans l'Archi- Soi de la Vie absolue – dans son Verbe – et, identiquement, celle de notre propre chair dans l'Archi-Chair de ce Verbe »[39]. Pour Henry, celui qui est un vivant se dévoile à lui dans l'immanence radicale de l'intériorité, de l'éprouvé. Sur la modalité du jouir et du souffrir, il va petit à petit dévoiler ses propres pouvoirs et s'affirmer comme puissance capable d'agir dans le monde. Nos actions, et donc le soin, prennent assises sur cette intériorité, sur cette immanence de la chair.

38 *Ibid.*, p. 174.
39 *Ibid.*, p. 177.

Pourtant, force est de constater que, en tant que vivant, considérant autrui, il m'est difficile de ne pas reconnaître dans autrui tout à la fois une radicale proximité et une radicale étrangeté. Lorsque nous soignons autrui, nous ne soignons certes pas l'humanité dans son entièreté, ni l'idée de l'humanité (En tout cas pas uniquement l'idée que nous avons de l'humanité), mais l'humanité de cet homme-là, précis, qui nous est confié, qui est livré à nos soins. Quand bien même nous le mettons à distance, l'autre ne pouvant être nous, il nous est proche, il nous ressemble. L'autre est radicalement différemment, profondément étranger, et, en même temps, il peut me bouleverser, me rejoindre dans mon intimité la plus profonde et me faire découvrir une proximité surprenante avec lui.

La chair et la vie trouvent leur origine dans l'Archi-Chair, l'Archi-Pathos de la Vie. C'est ce qui rend possible la vie, qui dans son Archi-Passibilité, se reçoit elle-même et exerce son pouvoir créateur. Trouver la racine de la possibilité de la rencontre, renouer avec le commencement perdu de l'incarnation, c'est tenter de tisser une filiation dans la Vie qui conduit à la fraternité dans la chair, par le soin. Or pour pouvoir penser la chair, il faut, puisqu'elle est invisible en tant que charnelle, qu'elle porte en soi le Premier Vivant. Ce premier vivant se soumet au visible, à l'apparaître du monde. Il est appelé par Henry l'Archi- Fils.

Par l'Archi- Fils, on quittera toute tentation de solipsisme existentiel radical. Car l'on pourra désormais affirmer que nous sommes tous frères, quand bien même l'on est des ipséités radicalement singulières. L'Archi-Fils, premier fils, est le premier des vivants parmi tous les vivants. Il est le premier fils parmi tous les fils que nous sommes. L'humanité possède alors une origine commune qui fonde son rapport à autrui en tant qu'il est même et autre. Cette origine commune tient compte de l'affectivité, du pâtir, du *pathos*, pour ancrer le soin dans la fraternité. Cette origine commune permet de rendre compte de la proximité que le soignant peut percevoir avec l'autre, dans l'expression très crue d'une humanité dépouillée, souffrante, épuisée, défigurée. Alors même que les patients déments, les patients défigurés, « monstrueux » pourraient être mis à distance, tenus éloignés de toute humanité, nous sommes confrontés à la reconnaissance d'une proximité avec eux. Avec leur souffrance, qui s'enracine dans notre origine commune – la chair –, l'on peut effectivement poser un geste de soin. Au sein même de l'altérité d'autrui, le soignant reconnaît tout à la fois l'évidence différence de l'autre tout comme sa proximité profonde avec autrui. Aussi, si ces passages de la pensée henryenne sont difficiles, ils manifestent une vérité profonde et paradoxale : l'autre peut être celui qui est radicalement autre, profondément étranger et pourtant, le soignant reconnaît en lui un semblable, un *alter ego*, un vivant tout comme lui est vivant. Si autrui ne peut se déduire de mon simple « Je » qui n'est jamais autre que moi et qui n'est jamais créateur, il est malgré tout marqué par la Vie qui m'a créé et je le reconnais comme issu de la même origine que moi. Mêmeté et altérité sont enracinés dans l'ontologie de la chair. Peut-on chercher encore plus profondément la possibilité même du geste du soin ?

3 | Archi-Chair et Archi-Fils…

Dans la perspective d'une ontologie de la chair, l'épreuve du monde est toujours extérieure, la vérité du monde se manifeste par la monstration. Le faire voir, le phénomène d'apparition rend compte de ce qu'est le monde. La conscience elle-même, parce qu'elle est une distance à soi, se développe sous une modalité transcendantale, extérieure à soi. Le monde, c'est ce qui est au-dehors de soi, cela appartient à la manifestation, à la conscience. Nous en rendons compte sur la modalité d'un horizon transcendantal. Extériorité et temporalité appartiennent au monde. C'est parce qu'il y a ce jet hors de soi que l'être ne devient qu'une chose qui se montre dans un horizon transcendantal et spatio-temporel.

En ce sens, la chair, dans son immanence et son intériorité, dans sa subjectivité absolue, dit plus à travers ce que l'homme peut éprouver. Elle n'est pourtant qu'un point de vue particulier et singulier. La pensée est un mode d'accès au monde. En ce sens-là, c'est un mode d'accès second, elle possède toujours une intentionnalité. Elle possède une visée or « la Vie n'est rien d'autre que ce qui s'auto-révèle »[40] et « Dieu est vie, il est l'essence de la Vie, ou, si

40 Michel Henry, *C'est moi la Vérité*, *op. cit.*, p. 39.

l'on préfère, l'essence de la vie est Dieu »[41]. La vérité du monde, en tant qu'extériorité, n'est qu'une auto-production de cet extérieur ne se déclinant que sous la modalité de la visibilité. L'apparition des choses et des êtres est soumise à la loi unique du temps et de l'espace, de l'histoire. Dès lors, la vérité du monde nous jette en dehors de nous-mêmes. Elle nous rend étrangers à ce que nous sommes, c'est-à-dire à la chair.

Puisque la Vie est immanence, puisqu'elle est Ipséité (Dieu), puisqu'elle rend compte de notre vie phénoménologique propre qui s'éprouve soi sans distance à soi, puisqu'elle habite chacun de nos sentiments (joie, peur, souffrance, désir, crainte), elle est à défendre de façon urgente. Elle est absente à la fois de la philosophie et du champ culturel. L'oubli de la Vie est toujours plus profond. Notre société se jette dans l'extériorité et va vers « la Barbarie ». C'est pourquoi Henry pousse un cri d'alarme pour que nous revenions à une attention plus grande portée à l'immanence et la subjectivité. Oublier la Vie, oublier la passivité primordiale d'un être qui se reçoit dans l'immanence c'est entrer dans une illusion. L'illusion conduit à la violence, car pour maîtriser l'immaîtrisable il faut, non plus seulement faire un effort sur soi, mais il est nécessaire d'entrer dans une épreuve de force.

Aussi, la question d'autrui elle-même doit être pensée radicalement autrement. Non pas dans la mondanité du monde, mais dans celle primordiale, celle en-deçà du monde, celle de la chair. Si autrui est bien cet autre que moi qui me confronte à l'altérité par sa ressemblance même, c'est parce que lui-même est issu de la Vie. Nous appartenons tous à cette généalogie de la Vie qui se déploie dans les vivants que nous sommes. Cette auto-donation de la Vie nous conduit à l'existence. Elle fonde nos relations mutuelles. Non pas une relation de pouvoir, mais une relation de frères : nous possédons la même généalogie ontologique. C'est cette généalogie qui prime puisque c'est la première. C'est celle qui permet à la généalogie humaine de se déployer. La généalogie du monde, celle qui nous enracine dans l'histoire de nos parents, grands-parents, dans l'histoire du monde, ne nous conduit pas à cette fraternité radicale. De cousins, possédants des ancêtres communs, nous sommes ontologiquement tous fils de la Vie et donc frères. C'est pourquoi

41 *Ibid.*, p. 40.

s'aimer soi conduit à la Vie / Dieu et à autrui. L'on en revient à une éthique ternaire : s'aimer soi, aimer la Vie/ Dieu et aimer autrui comme soi. Ce rythme ternaire permet de ne pas faire de différence entre les trois types d'amour puisqu'ils sont l'épreuve de la Vie même qui se déploie dans son immanence. Accompagner l'homme qui meurt, c'est faire l'épreuve de la fraternité au sein de sa vie propre. C'est faire l'épreuve de la fraternité auprès d'autrui.

C'est pourquoi au sein de la chair, Henry va dégager une Archi-Chair qui fondera les chairs vivantes de chacun, et un Archi-Fils, pour faire comprendre notre naissance, à nous tous, en, et, par la Vie. Cela permet d'intégrer dans nos rapports que tous les autres sont des fils, que ce sont des vivants, tout comme nous sommes un fils et un vivant. Aussi la Vie, engendre éternellement un premier vivant qu'est le Fils et dans lequel il s'éprouve lui-même. Le Fils est la révélation divine, il est son *logos*. La naissance n'est plus une venue au monde, mais une venue dans la Vie. Le premier vivant qu'est l'Archi-Fils n'est pas un procès issu de la Vie, car il n'est pas contingent à la Vie. Il lui est intérieur et consubstantiel. Il n'y a pas d'engendrement, mais auto-engendrement. De cet auto-engendrement jaillit l'engendrement de l'ensemble des vivants que nous sommes et donc la possibilité non seulement de rencontrer l'autre, mais aussi de le soigner.

Aussi, pour quitter ces pages ardues, nous nous contenterons de réaffirmer qu'au sein de la chair, ce n'est pas tant l'ipséité de mon moi qui prime et qui fonde ma relation à autrui, mais bien la Vie qui m'enjoint à reconnaître l'autre, bien plus que comme un semblable, au-delà de la mêmeté, comme un frère. La Vie est notre mère/notre père. Il nous semble cependant que cette position nous astreint à l'ontologie radicale. Que faire de la mondanité de ce monde dans lequel se déploie notre existence ? Car quand bien même elle n'est que secondaire, cette mondanité du monde dit quelque chose de notre vie concrète et matérielle. Nous nous contenterons d'affirmer que la dignité d'autrui dans une radicalité pure, c'est la chair, pour l'autre comme pour moi. Son altérité n'est possible que parce que la Vie se déploie en lui. Nous possédons un fond commun qui garantit à la fois notre dignité, la possibilité de reconnaissance d'un semblable et en même temps qui nous enjoint à agir lorsque l'autre souffre, parce qu'il est plus que notre semblable, il est notre frère. Le fondement de la vie, le oui à l'existence qui se traduit dans un consentement à ce que nous sommes, amène la nécessité d'une médiation pour parvenir à l'intersubjectivité et à la possible rencontre de l'homme. *L'humanitas* se déploie en tant qu'ouverture au monde. S'ouvrir au monde c'est pouvoir faire des expériences spécifiques déployant un « Je Peux » que sont sentir, percevoir, imaginer, concevoir, penser, craindre, aimer le monde. Il nous faut commencer à travailler une ébauche de la phénoménologie de la Vie et de la communauté des vivants. Car c'est cette communauté des vivants qui permet la communauté hospitalière rassemblant les soignants et les soignés, ainsi que leurs proches et les bénévoles.

4 | Vie et communauté des vivants

La Vie ne peut être qu'auto-révélation, c'est ce que nous n'avons cessé de dire. « De la sorte, toute représentation rationnelle, à plus forte raison toute preuve de son existence est absurde dans le principe. Et cela parce que prouver, c'est faire voir, faire voir dans la lumière d'une évidence inéluctable, dans cet horizon de visibilité qu'est le monde et en lequel la vie ne se montre jamais »[42]. Nous ne pouvons parvenir à la Vie si nous restons dans la logique du monde. Accompagner la fin de vie, se tenir au côté des agonies de chaque patient nous pousse dans nos derniers retranchements. L'agonie annonce la survenue de la mort rapidement, elle dévoile l'imminence de la rupture avec le monde, que nous allons quitter.

La Vie est invisible, secrète, cachée, intérieure, immanente. « C'est la Vie elle-même qui parvient en soi. Telle est précisément la première approche phénoménologique de la vie, sa définition comme vérité, ou plutôt la définition de la Vérité comme Vie : la Vie est auto-révélation »[43]. Définir la Vie ainsi, soit comme le fait d'être auto-révélation de soi, certitude absolue et inébranlable, oblige à reconsidérer l'épreuve de l'agonie. Les patients en état de conscience altérés qui gisent sur leurs lits, sans pour autant pouvoir communiquer avec autrui, deviennent l'épiphanie de cette vie invisible, secrète, cachée, intérieure et immanente. Le docteur Jean-Marie

42 Henry, M., *C'est Moi la Vérité*, *op. cit.*, p. 72-73.
43 *Ibid.*, p. 73.

Gomas[44] explique, dans une étude menée à l'hôpital Sainte Perrine, que le choix du moment du décès des patients semble non hasardeux. Sur une étude rétrospective menée sur 600 patients entre 2012 et 2014, les soignants parviennent à cette conclusion redoutable : « cette étude montre une répartition non hasardeuse de la présence des proches lors du décès et tout se passe comme si la majorité des patients gardaient la maîtrise de leur dernier souffle. Bien que tout soit mis en œuvre pour favoriser la présence des proches, une large majorité des patients décèdent seuls, et ceux non entourés habituellement semblent attendre qu'un proche soit présent pour décéder. Au total plus de 75 % semblent » contrôler » la présence au dernier souffle en semblant préférer être seul (67 %), ou au contraire en attendant un proche alors qu'ils sont isolés (8 %) »[45].

Nous ne pouvons rendre compte de la Vie. Nous ne pouvons qu'en faire l'expérience, dans notre vie propre, dans notre incarnation. « Car rien ni personne ne pourra jamais parvenir en elle si son parvenir dans la Vie ne s'appuie sur le propre parvenir de la Vie en soi – bien plus : si son parvenir dans la vie ne s'identifie pas au parvenir originel de la Vie en elle-même »[46]. La Vie est première, originaire et originale. Elle ne peut se réduire à un discours, elle ne peut être que jaillissement au sein d'une Ipséité, au sein d'une chair qui fait l'épreuve pathétique d'elle-même. Qui plus est, la Vie n'est pas, elle advient dans une éternelle parvenue en soi, dans une venue incessante en soi. Elle est un procès, un processus sans fin, un mouvement. Elle se jette en elle, s'écrase en elle, s'éprouve elle-même, jouit d'elle-même, produit constamment sa propre essence pour autant que celle-ci consiste dans la jouissance de soi; et s'épuise en elle-même. Elle s'engendre continuellement. Aussi ne peut-on la saisir à un moment t. Nous ne pouvons que l'accueillir dans son éternel jaillissement. Ce n'est pas le *Logos* qui nous fait découvrir notre commune humanité, mais notre chair, épreuve pathétique de soi, qui se reçoit de la Vie. C'est bien l'identité de

44 Gomas, J.-M., Sales, E. et coll., Centre douleurs soins palliatifs CHU Sainte Périne (APHP), communication au congrès national SFAP 2015.

45 Gomas, J.-M., Sales, E. et coll., Centre douleurs soins palliatifs CHU Sainte Périne (APHP), communication au congrès national SFAP 2015, conclusion de la communication orale.

46 Henry, M., *C'est Moi la Vérité*, *op. cit.*, p. 73.

l'éprouvant et de l'éprouvé qui est l'essence originelle de l'Ipséité. L'auto-révélation de la Vie ne peut être possible que grâce à une Ipséité originelle, un Premier Vivant qui se reçoit dans sa chair.

« Il n'est un homme qu'en tant qu'il est un moi, et il n'est un moi qu'en tant qu'il est un fils, un fils de la Vie, c'est-à-dire Dieu »[47]. Nous sommes tous des enfants de la Vie et par là, des enfants de la Vie/ de Dieu. Notre communauté est désormais irrévocable. L'homme ne peut se penser seul, il ne peut se penser que comme fils, issu d'une même Archi-Chair qui fonde sa propre chair et donc sa propre vie. L'agonie est une occasion parmi tant d'autres de nous rappeler notre condition et de nous permettre d'aller au bout de notre humanité. Mais elle porte une radicalité singulière que tous les autres moments n'ont pas : celui d'être ce moment où nous quittons le monde, nous mourrons. L'agonie est expérience de notre liberté radicale.

Si nous nous découvrons en tant que sujets, en tant que *pathos* qui se dévoilent à eux-mêmes dans la passivité et la pauvreté, qui jouissent d'eux-mêmes et qui souffrent d'eux-mêmes, alors comment permettre à la rencontre d'avoir lieu ? Comment rencontrer l'autre ? L'immanence henryenne ne serait-elle pas la condamnation absolue de toute rencontre avec autrui ? Ne serait-elle pas la manifestation de l'impossibilité de pouvoir soigner celui qui souffre, l'impossibilité de l'accompagner ? Car la souffrance d'autrui devient alors inévitablement la sienne propre, singulière, prise dans sa chair pathétique. N'éprouvant pas la souffrance comme le patient l'éprouve, comment pouvoir le rencontrer ? Puisqu'il faut pouvoir être deux pour soigner, il nous faut entrer dans le problème de l'empathie pour fonder une éthique du soin sur l'incarnation. Existerait-il quelque chose de pire que le solipsisme absolu dans la souffrance ?

47 *Ibid.*, p. 170.

3.

Le problème d'autrui dans la philosophie de l'incarnation

Comment rencontrer l'autre, si toute révélation de soi à soi se passe dans l'autoaffection, immanente, invisible ? Comment communiquer cette révélation de soi à soi en s'approchant d'un autre ? Comment parvenir à la rencontrer ? Et surtout comment le soigner ? Ces grandes critiques ont évidemment été portées contre la philosophie henryenne. Pourtant l'autre, la parole, ne sont pas si éloignées de ses réflexions. La Vie invisible fonde la fraternité et l'appel à la communion, entre hommes, comme une communauté de vivants. Pour pouvoir néanmoins répondre à ces objections, nous travaillerons d'abord l'épineux problème de l'empathie (1), pour ensuite découvrir que tout pâtir permet le « *pathos* avec » et fonde la communauté de vivant (2), ce d'autant plus que tout vivant que nous rencontrons se met à vivre, pour une part, en nous : « eux en moi » (3).

1 | Le problème de l'empathie ?

Au sein du concept d'empathie se pose d'emblée le problème d'autrui. Comment penser et fonder la relation avec l'autre ? Comment concevoir et comprendre les possibilités de rencontres, d'interactions, qui fondent notre capacité à être une communauté ? La relation de soin implique la possibilité de rencontre avec autrui.

Parce qu'il existe une asymétrie entre le soignant et le patient : l'un possède un savoir et des compétences, l'autre souffre et se plaint, il faut pouvoir poser le problème de la rencontre avec autrui. Pour soigner l'homme souffrant, tout soignant va passer par un temps de prise de distance, de recul. Cela va lui permettre de « voir », de toucher, d'enquêter, d'« objectiver » le corps de son patient. C'est une des conditions nécessaires pour nommer le mal et ainsi pouvoir guérir, ou tout du moins, soulager. Mais pour que cette objectivation parvienne à son but, le soignant ne peut faire l'économie de l'empathie. Il lui faut en effet s'approcher de celui qui est un *alter ego*, l'écouter, pour pouvoir le comprendre, avant de pouvoir expliquer le mal. Nul ne peut soigner autrui s'il ne prend le temps d'écouter la plainte, d'entendre ce qu'éprouve celui qui souffre. À partir de cette tâche herméneutique de « l'interrogatoire », une enquête débute. Avant l'explication, il faut entrer dans la compréhension. Et après l'explication, il faudra retourner à la compréhension. Si comprendre rend possible l'explication, alors l'empathie devient les prémices nécessaires à tout geste de soin.

Max Scheler montre, dans son œuvre *Nature et formes de la sympathie*, lorsqu'il évoque la « contagion affective », que le fait de comprendre est radicalement différent du fait d'éprouver. Nous pouvons en effet éprouver la même affection que l'autre sans être capables de sortir de son opacité, et donc de la nommer. Le troupeau de moutons, pris par la peur et la panique, manifeste cette opacité. Nous pouvons aussi reconnaître un sentiment chez autrui sans être pris par le même. L'anniversaire d'un proche qui est cause d'une grande joie pour lui peut être l'occasion d'une détresse pour nous et inversement. L'imitation, théorie de Théodor Lipps, est donc « en opposition avec le fait phénoménologique que comprendre un fait interne et l'éprouver réellement sont deux choses différentes »[48]. La compréhension affective ne peut se réduire à la contagion émotionnelle. C'est ainsi que la sympathie devient pour l'auteur la capacité à partager la souffrance de quelqu'un de façon immédiate. Elle est aussi le fait actif d'y prendre part. La sympathie ne peut être simple contagion affective ou véritable fusion. En effet, poursuit l'auteur, « il y a confusion entre compassion et

48 Max Scheler, *Nature et formes de la sympathie. Contribution à l'étude des lois de la vie émotionnelle*, Payot, Paris, 1950, p. 25.

contagion affective. Ce n'est justement pas par la pitié que la souffrance devient contagieuse. Au contraire, la pitié est absente, toutes les fois qu'il y a contagion par la souffrance, car alors la souffrance n'est plus celle d'un autre, mais la mienne (…) la pitié véritable est incompatible avec une souffrance réelle de ce genre »[49]. La sympathie est volontaire car « toute sympathie implique l'intention de ressentir la joie ou la souffrance qu'accompagnent les faits psychiques d'autrui »[50]. Non seulement, il y a un mouvement volontaire vers autrui, mais ce mouvement s'accompagne d'une volonté de « penser » cette souffrance pour mieux l'accompagner.

Qu'est-ce que l'empathie ? C'est la capacité que possède l'homme à pouvoir, à partir du sentiment perçu lorsqu'il écoute, voit, touche un autre homme, lorsqu'il rencontre un *alter ego*, d'inférer, par analogie, une connaissance de ce que l'autre est en train de vivre. Cette théorie de *l'Einfülhung* (théorie de l'intuition) est développée par Lipps[51]. Pour Lipps, l'empathie nous permet de développer une connaissance intuitive, immédiate, des vécus d'autrui. Cette perception permet de guider le geste du soin. Elle va l'orienter. Avant l'acte de connaissance, la perception sensible nous donne une direction. Elle marque d'emblée la relation que nous allons nouer. Se niche ici une difficulté majeure. L'autre, l'*alter ego*, ne peut être le moi, compris comme sujet. Comment pouvons-nous le rejoindre ? L'empathie, puisqu'elle s'appuie sur notre propre perception, prend son assise dans notre propre vécu, notre façon d'éprouver et d'être au monde. Ne porte-t-elle pas le risque de dissoudre l'autre en nous sans que nous puissions l'approcher comme « autre » que nous ? En procédant ainsi, ne sommes-nous pas en train de nous fourvoyer dans une « fusion » « avec autrui » qui nous conduit à une erreur terrible ? Erreur qui empêche la rencontre avec l'autre, et qui amènera un nouveau malheur ?

Pouvons-nous développer une connaissance de l'autre dans son intimité la plus profonde ? Est-il possible de connaître autrui dans sa chair, si la chair est toujours immanente et invisible ? Edith Stein écrit à ce propos que « si dans l'empathie, nous nous basons

49 *Ibid.*, p. 33-34.

50 *Ibid.*, p. 27.

51 Sur la question de l'empathie et de la vulnérabilité, qu'il me soit permis de renvoyer à l'excellent ouvrage coordonné par Elodie Boulbil, *Vulnérabilité et empathie. Approches phénoménologiques*, Paris, Hermann, 2018.

sur notre constitution individuelle plutôt que sur notre type, nous en arrivons à des résultats faux »[52]. Comprendre autrui uniquement par résonance avec nos propres éprouvés, n'est-ce pas réduire l'autre au même ? N'est-ce pas ne pas assumer la dimension d'étrangeté proche à tout autre que moi-même (et même propre à tout sujet puisque nous faisons l'épreuve de notre propre étrangeté) ? Cette étrange réduction qui ramène celui qui est absolument différent de moi comme sujet est aussi une méconnaissance de « la structure intentionnelle de la conscience et la singularité de sa perception »[53].

Aurions-nous deux possibilités pour rencontrer autrui : l'une passant par la connaissance immédiate, l'intuition sensible, et l'autre centrée davantage sur l'intentionnalité ? Que ce soit de façon consciente, ou que ce soit sur la modalité d'un pâtir, d'un éprouvé, il s'agit pourtant toujours d'une participation intérieure à ce que l'autre est en train de vivre. Cette « participation intérieure » implique que nous soyons « auprès du sujet étranger et tourné avec lui vers son objet »[54]. L'empathie devient l'expérience d'une communion vécue dans un éprouvé affectif. Elle manifeste une intention d'aller vers l'autre pour mieux le rencontrer. Selon Lipps, l'empathie permet alors de fusionner avec l'*alter ego*, elle fait éprouver la totalité du vécu d'autrui. Pour Édith Stein, cette fusion est impossible. Nous ne pouvons connaître l'autre dans l'intégralité de ses perceptions. Ainsi nous aurions pour une part le concept d'empathie, permettant d'éprouver ce que vit l'autre, par contagion émotionnelle ou par fusion affective, ouvrant à une simulation mentale subjective de ce que peut éprouver autrui. Il n'y aurait pas de jugement moral, ni d'action engagée, mais la possibilité de s'appuyer sur ce perçu pour agir et soigner. La sympathie quant à elle permet de comprendre les émotions d'autrui en raison d'une proximité affective. Elle engage une délibération morale et une action pour accompagner les émotions. La sympathie est l'indice d'une volonté, elle manifeste le souci que l'on porte à autrui et à son bien-être. Elle n'est pas uniquement sur

52 Edith Stein, *Le problème de l'empathie*, trad. Fr. J.-F. Lavigne et M. Dupuis, Paris, Cerf/ Ad Solem, p. 145.

53 Elodie Boulbil, *Vulnérabilité et empathie. Approches phénoménologiques*, « Le cœur des autres », Paris, Hermann, 2018, p. 6.

54 Élodie Boulbil, *Ibid.*, p. 7.

un registre de passivité, mais sur fond de passivité. Elle s'engage dans une compréhension raisonnable de ce que vit l'autre et de ce qui peut lui être utile. La compassion est alors la vertu qui engage le soignant dans le prendre soin du bien-être de l'autre, elle est proactive, elle est agissante.

Dans l'éthique du soin, travailler à la question de l'empathie et de la compassion est absolument nécessaire. Pourquoi ? Parce qu'elle se confronte à la grande question de l'autre, de la possible rencontre avec autrui, de la possible relation avec autrui. En reprenant notre fil henryen : si la vie est invisible, immanente, alors il est impossible de connaître dans son intégralité le vécu d'un autre. Toute rencontre nous fait nous tenir sur le seuil. Nous pouvons faire l'expérience de la ressemblance et de la dissemblance, d'une proximité évidente qui nous fait reconnaître l'autre comme « un proche », un *alter ego*, mais aussi, celui qui nous fait faire l'épreuve d'une altérité radicale. L'autre est et ne sera jamais « moi ». Pas plus, que nous ne pouvons être l'autre. Avec Henry, il faut ajouter qu'incapables d'être autres que nous-mêmes, puisque la chair se dévoile dans la passivité et la pauvreté, nous ne pouvons à l'évidence être « l'autre ».

C'est avec Michel Henry que nous allons répondre à cette question. Il écrit dans « Eux en moi »[55] que nous appartenons à une communauté de vivants, nous partageons la même origine. Aussi quand bien même « je » souffre et que cela reste « ma » souffrance, l'autre connaît la tonalité de la souffrance. Il éprouve la souffrance dans sa propre tonalité. Les deux tonalités fondamentales que sont le jouir et le souffrir sont propre à tout pâtir. Elles permettent de reconnaître ce qui nous est propre de ce qui est propre à autrui.

Le soignant fait l'épreuve de sa chair, dans sa chair, de sa propre souffrance et de la souffrance d'autrui. Il doit partir, dans une phénoménologie matérielle et non intentionnelle, de son propre pâtir pour rencontrer le pâtir d'autrui. Le soignant est confronté à un effort particulier pour exercer droitement son métier : l'effort de la rencontre fondé sur l'effort d'être soi. L'attention portée à autrui est indispensable à tout geste de soin. Elle est l'économie fondatrice pour accompagner celui qui souffre. Le soin implique une

55 Michel Henry, *Phénoménologie de la vie, t. I*, « Eux en moi », Paris, PUF, 2003.

forme d'action développant nécessairement des pouvoirs, un art. Le soin est l'art de poser le geste précis qui pourra guérir ou soulager celui qui s'est plaint. Toutefois, la possibilité de cette action particulière repose encore et toujours sur la passivité et la pauvreté ontologiques qui permettent le déploiement de la chair. Il nous faut partir du *pathos* pour parvenir au « *pathos* avec ».

2 | *Pathos* avec

Comment l'expérience de l'autre en moi peut-elle m'être donnée ? Le « Je Peux » pour Michel Henry est radicalement subjectif et immanent. Ainsi le corps est toujours cet originel sensible, ce *pathos* qui fonde, dans l'expérience concrète et matérielle, la relation à autrui. « Si c'est mon Corps originel qui fait l'expérience d'autrui - non pas mon corps pour ma sensibilité, mais ma sensibilité elle-même : ce corps hors représentation et auquel pour cette raison la représentation peut s'ouvrir –, un tel corps ne peut précisément être le corps représenté et perçu qui s'accouple au corps représenté et perçu de l'autre. Lorsque deux corps sont appréhendés en accouplement représentatif, comme il peut arriver en certaines phases d'un processus érotique, pareille situation, loin de fonder l'expérience d'autrui et de la définir originellement, la présuppose au contraire : quand le projet de rejoindre l'autre suit les voies qu'il peut, c'est que le désir et ainsi l'autre sont déjà là »[56]. Henry essaie de démontrer que dans toute expérience de soi, le projet de rencontrer l'autre est présent. Pour autant, il est incontestable, comme nous le disions pour l'empathie, que nous ne pouvons saisir l'autre dans la totalité de ce qu'il est. L'autre ne cesse de s'échapper et ne se soumet jamais totalement à notre perception. Nous sommes dans l'impossibilité d'atteindre l'autre. Cette impossibilité est fondée par la chair. La chair de chaque homme se révèle dans l'immanence et l'affectivité. Il n'est pas possible de se dévoiler autrement.

Henry critique ici Husserl. Pour le fondateur de la phénoménologie et pour sa disciple Edith Stein, l'*alter ego* ne peut être saisi parce qu'il est un autre, un *alter*, mais parce qu'il est un *ego*.

56 Michel Henry, *Phénoménologie matérielle*, Paris, PUF, « Pathos avec », 1990, p. 149.

Ce n'est pas l'altérité d'autrui qui empêche la rencontre dans la phénoménologie husserlienne, mais c'est le fait même d'être un *ego* transcendantal. *L'ego* husserlien, pris dans son *nullpunkt*, ne peut entrer en relation avec le *nullpunkt* de l'autre. Toute fusion est impossible. *L'ego* transcendantal husserlien, pour Henry, échoue à fonder la relation à autrui, même s'il protège de la fusion dans autrui. L'ego husserlien ne peut s'atteindre que par une intentionnalité et non pas impressionnellement. C'est ici que se noue l'échec d'Husserl : il propose une phénoménologie radicale, mais par trop intentionnelle. Ce que cherche à fonder Henry, c'est une phénoménologie radicale, non intentionnelle. Comment permettre la rencontre et la relation ? Henry n'est-il pas pris lui aussi par ce problème de l'autre ?

L'autre est une chair. Puisqu'il est chair, il ne peut se dévoiler dans la représentation, qui est extérieure, transcendantale. Aussi ce sont les lois liées au *pathos* qui fondent la relation. Les lois de la Vie, ancrées dans le sol du *pathos*, se dévoilent dans toute chair. Elles se dévoilent en premier lieu par la passivité et la pauvreté. Les deux qualités ontologiques instituent, de façon concrète et matérielle, la coappartenance de l'autre à la Vie. Ces lois, ce sont « les lois du désir et de l'accomplissement, du souffrir et du jouir, du sentiment et du ressentiment, de l'amour et de la haine »[57]. Pour parvenir à rencontrer autrui, il n'est pas possible de s'extraire de l'incarnation et de son Fond propre. Il n'est pas possible de s'éloigner de la Vie. Le « Je Peux » est toujours subjectif, de façon radicale et immanente. Il est le lieu où nous nous tenons comme sujet. Il est aussi là où est possible la rencontre, car c'est le lieu où se tient l'autre. En partant de l'expérience esthétique et de la peinture de Kandinsky, le philosophe en vient à conclure que : « c'est donc dans la subjectivité absolue de cette impression pure, de cette force pure, là où se tient *l'ego*, que se tient aussi, comme identique à lui, son être avec l'autre, puisque ce qui est en commun, hors représentation et hors temps et permettant la communauté hors représentation et hors temps, c'est le *pathos* de l'œuvre, à la fois celui de Kandinsky la créant et celui de tous ceux qui l'"admirent", c'est-à-dire qui sont

57 *Ibid.*, p. 153.

devenus ce pathos »[58]. Toute communauté artistique n'est possible que par la communion dans le *pathos*.

Plus loin, lorsque l'on parle d'héritage et de traditions, de famille et de lignée, à juste titre, nous entrons dans une communauté avec les morts. Cet exemple henryen illustre que malgré l'absence physique d'autrui, nos morts continuent de vivre en nous. Sans perception, nous continuons pourtant à être une communauté. Les séparations physiques, sans même parler de mort, n'empêchent pas les autres de vivre, de vivre en nous, et nous en eux. « Ainsi faut-il dire que vie et mort de l'autre, l'être en commun ou son interruption ne tiennent nullement à la perception, à sa possibilité ou à son impossibilité de fait. On peut même concevoir que l'impossibilité de la perception soit la condition de l'être en commun »[59]. C'est ainsi qu'il nous est parfois plus difficile de reconnaître un contemporain comme frère, alors que la fraternité peut nous sembler immédiate et évidente pour quelqu'un que nous n'avons jamais rencontré ni connu dans ce monde, mais qui nous est proche. « Kierkegaard ne va-t-il pas jusqu'à affirmer que l'être en commun avec le Christ, ce qu'il appelle la contemporanéité, fut plus difficile pour ceux qui le virent que pour nous qui ne le voyons pas ? C'est là un trait de ce qu'il appelle "l'étrange acoustique du monde spirituel" et qui veut que les lois de l'être en commun ne soient justement pas celles des choses, les lois de la perception »[60]. La rencontre avec autrui ne se définit plus par les lois de la perception, mais bien par l'intersubjectivité pathétique. L'ici et maintenant, le *hic, illic*, ne peut se décliner sur la modalité d'apparaître du monde, mais sur la seule modalité de la chair, ce qui modifie considérablement le *hic, illic*. La Vie est invisible, acosmique, pathétique : fonder la relation avec autrui ne peut se faire dans ce qui est extérieur, ou objectif.

Fonder la relation avec autrui sur le Fond propre qui dévoile dans l'immanence notre vie, tel que nous l'éprouvons, développant ses pouvoirs, et donc ses relations avec autrui, c'est enraciner toute fraternité dans *l'Arché* de nos vies. L'autre, comme celui qui est notre frère, possède la même origine que nous. S'établit ici la

58 *Ibid.*, p. 153-154.
59 *Ibid.*, p. 154.
60 *Ibid.*, p. 154.

filiation vitale, la filiation de l'Archi-Chair, dans la fraternité avec l'Archi-Fils. Plus simplement, tous issus de la même origine, nous partageons la même filiation. La fraternité se fonde dans la vie, pas sur une idée. Notre vie n'est rien d'autre que cette pure subjectivité pathétique qui s'éprouve telle qu'en elle-même, qui porte la souffrance de l'écrasement contre soi et la jouissance de l'épanouissement du soi, dans l'effort d'exister. Henry écrit qu'il y a bel et bien une épreuve du soi, pris dans le *pathos*, qui jouit de soi tout comme il souffre de soi dans l'écrasement de soi contre soi. « Se décharger de ce poids trop lourd, entreprendre de se délivrer de son malaise ou de sa souffrance, ce mouvement qui naît dans la vie de sa propre essence, c'est cela en effet la pulsion. C'est parce que la vie s'affecte constamment elle-même sans pouvoir d'aucune façon se mettre à distance ni échapper à soi, c'est parce qu'elle est pour elle-même le plus grand danger, que, se faisant pulsion et s'engageant en celle-ci, elle s'efforce d'une façon ou de l'autre de la maîtriser »[61].

Il faut tenir le fait que toute communauté vivante, et donc la communauté des soignants et des soignés, ne peut trouver son fondement que dans ce *pathos*. La communauté est toujours et avant tout pathétique. Ses racines se trouvent dans la donation originelle de la chair, qui par l'épreuve intérieure qu'elle vit, fait de la chair un vivant. Le soin ne peut trouver son enracinement que dans la chair pathétique, dans le vivant qui s'affirme comme vivant. Vivant, il cherche à soigner, à rejoindre l'autre, pour que son patient puisse à nouveau affirmer la force de sa propre vie, parfois en développant une « nouvelle allure de la vie » comme le disait de façon si juste George Canguilhem.

3 | Eux en moi

L'acte du soin ne peut se tenir que dans cette recherche de l'autre, qui est un vivant. Ce vivant est l'affirmation d'un Soi. Double caractéristique qui doit retrouver son chemin, se réaffirmer, afin de permettre à la médecine de ne pas sombrer dans la barbarie. La barbarie est entendue dans son sens henryen, c'est-à-dire la négation de la Vie. Le soin se doit de servir les vivants,

61 *Ibid.*, p. 157-158.

soignés et soignants. La relation de soin se fonde dans le *pathos*, et non d'abord dans le monde. C'est en ce sens qu'il faut affirmer avec Henry que « toute communauté est par essence affective et, du même coup, pulsionnelle »[62]. Cette caractéristique vaut pour toute équipe soignante, toute institution soignante, toute alliance thérapeutique. Viser une recherche de l'éthique, comprise comme la recherche du vivant et de son expression, implique de fonder l'éthique sur le sol de la chair pathétique, lieu d'expression du vivant. Le soin, s'il s'appuie sur des compétences objectives et scientifiques, ne peut se fonder sur le monde objectivable, extérieur et ekstatique. Il doit retrouver l'originaire qu'est la vie et la chair pathétique pour parvenir à honorer ce qu'il vise : soigner des vivants. Les soins palliatifs portent attention à cette dimension soignante, ils la mettent en lumière, car ils se fondent sur la relation. Viennent ensuite, toujours nécessairement, mais toujours secondairement, les compétences scientifiques et soignantes pour accompagner celui qui meurt. L'agonie officie comme un révélateur de ce qui est absolument nécessaire au soin pour que le soin puisse rejoindre la personne, la soulager, l'accompagner. En ce sens, les soins palliatifs proposent une révolution soignante véritable, incomprise, qu'il convient de développer. C'est cette révolution que méconnaissent nos dernières propositions de la loi sur la fin de vie, car elles ne proposent que des techniques, là où il faut résolument revenir au *pathos*, au « *pathos* avec ». Le « Moi » en tant que sujet ne peut être posé que par un autre, radicalement autre. La Vie, qui fonde notre propre existence et celle de tout autre. L'autre est à la racine de nos existences. Tout vivant « est coextensif au tout de la vie en lui »[63]. Toute communauté est rendue possible par cette nappe souterraine, phréatique, qui constitue le fond de chaque vivant. C'est cette nappe phréatique qui rend possible la communion entre chacun des vivants.

« Tout sentiment est cela : ce qui s'éprouve soi-même en tant que débordé par soi et d'abord par le propre fait de s'éprouver soi-même, par la vie. Voilà donc ce que les membres de la communauté ont en commun : la venue en soi de la vie en laquelle chacun d'eux vient en soi comme ce Soi qu'il est. Ainsi sont-ils à

62 *Ibid.*, p. 175.
63 *Ibid.*, p. 177.

la fois le même en tant que l'immédiation de la vie et des autres en tant que cette épreuve de la vie est chaque fois en eux l'un d'entre eux irréductiblement »[64]. C'est ainsi que le « se souffrir » de soi, toujours premier dans nos existences prises dans le mouvement d'autodonation de soi à soi, permet la possibilité de souffrir avec tous ceux qui souffrent. C'est là que tout acte de soin véritable puise sa force. Le geste du soin se fonde véritablement dans le Fond de la vie, dans la nappe souterraine, phréatique de l'affectivité, de la chair, ou chacun « boit la même eau à cette source et à ce puits qu'il est lui-même – mais sans le savoir, sans se distinguer de lui-même, de l'autre ni du Fond »[65]. Le *pathos* fonde toute possibilité du « *pathos* avec », et fonde toute possibilité de rencontre avec autrui. Dès lors, il fonde le soin. C'est l'urgence du soin qu'il faut redécouvrir pour qu'il soit une rencontre et non la possibilité de la barbarie. C'est ce qu'il nous faut redécouvrir pour permettre aux nouvelles allures de la vie de se développer et de s'affirmer. Il faut prendre au sérieux le fait qu'après toute épreuve de la maladie, même guérie, nous ne revenons jamais à l'état antérieur.

Dès lors, si Claire Fourcade demande à ce que nous ne laissions pas un pouvoir de mort et de vie dans les mains des soignants, mais que nous maintenions l'interdit fondateur de tuer, elle affirme le fait qu'une fois que nous avons rencontré l'autre, il vit pour une part en nous. La communauté des vivants est partagée avec les morts, qui vivent en nous, comme tous ceux qui nous manquent et qui malgré l'absence physique sont 'en nous'. L'appartenance à la communauté des vivants fonde toute communauté, même invisible. Le soignant qui traverse les agonies de chacun de ses patients, doit pouvoir revenir de cette aventure sans être abîmé ou blessé, plus exactement sans que l'on ait atteint son intégrité de soi vivant, de *pathos*, qui fonde le *pathos* avec. Pourquoi est-il possible de parvenir à faire ce chemin avec son patient ou d'échouer et de se retrouver confronté à l'impuissance radicale face à une rencontre obturée ? Il nous faut travailler la question de l'anti-soin, le soin qui ne parvient pas à rejoindre et rencontrer le patient, et donc qui rate la visée première d'accompagner et de soulager celui qui souffre.

64 *Ibid.*, p. 177.
65 *Ibid.*, p. 178.

4.

L'anti-soin ou l'incapacité de rencontrer autrui

Passer par une phénoménologie de l'immanence, d'une auto-révélation de soi à soi, pose inévitablement la question du monde et des autres. La rencontre avec l'autre, la possibilité de fonder une communauté se fondent sur la Vie, sur cette origine commune que nous partageons. Pourtant, il est manifeste que ce rapport immanent à la Vie nous échappe. Nous oublions la Vie (1). Cet oubli de la Vie conduit à la possibilité de la barbarie (2) ce qui amène à concevoir « l'anti-soin » ou le soin qui mime le soin sans parvenir à s'enraciner dans *l'Archè* de la Vie (3).

1 | Entre oubli de la Vie…

Nous faisons, par le soin, par nos existences, l'épreuve de nos pouvoirs. Il nous est possible d'agir, c'est d'ailleurs ce qui fonde le soin : un se mouvoir vers l'autre, fondé sur l'empathie, qui engage une volonté et une action. Nous oublions la Vie parce qu'elle est cette nappe phréatique et invisible. Son invisibilité la rend moins accessible. Le monde, dans son extériorité, se donne à voir – il y a une évidence du visible. La Vie qui se dévoile dans l'intériorité, dans l'immanence, dans le secret du *pathos*, est archaïque, cachée. Voir l'homme souffrant sur son lit d'hôpital permet de s'appuyer sur un visible pour aller à sa rencontre, mais entre le visible et le vécu, y a-t-il coïncidence ? Le voir n'épuise pas la réalité de ce qui est vécu par l'autre. Nous l'avons déjà dit plus haut, personne ne peut « voir » la souffrance de l'autre. Le voir est un indice, mais il n'épuise pas la modalité vécue, subjective.

Or, le voir est la façon principale dont nous avons construit notre rapport à la connaissance. Nous pensons la possibilité de connaître, de découvrir la vérité sur cette modalité particulière qu'est le voir. Ce que nous voyons est vrai. Le vrai est extériorité et transcendance, il s'impose du dehors, il vient du monde. Penser la vérité sur cette modalité de la connaissance nous amène à oublier la Vie. Il y a une vérité de la douleur de l'escarre qui se donne à voir. Sa description précise et minutieuse va amener les infirmiers à agir de façon vigilante pour poser les pansements et essayer de soulager le patient. Peut-on penser que c'est un oubli de la Vie que de s'appuyer sur le voir ? Oui, si l'on pense que seul le voir motive et mobilise le soin.

Chaque action, chaque pouvoir que le soignant mobilise s'appuient sur le *pathos*. De ce *pathos* découle l'ensemble des pouvoirs. Chez Henry, « Je » veut dire « Je Peux », « Je », c'est avoir des pouvoirs. Nous nous pensons comme des sujets libres, pouvant agir par nous-mêmes. Il nous semble que nous sommes à l'origine de nos pouvoirs – c'est moi qui décide de marcher ! C'est moi qui décide de soigner. Notre action ne peut être que si notre volonté s'exerce, qu'elle choisit, qu'elle agit.

Au quotidien, nous exerçons nos pouvoirs et ils renforcent notre sentiment d'être ce « Je » qui peux. « Ces pouvoirs d'une part que nous appelons prendre, se mouvoir, sentir, imaginer, vouloir, et qui sont en effet en notre possession, à notre disposition. Chacun d'eux, pour autant que je l'exerce, est vécu par celui-ci comme le sien. Il s'agit d'une expérience incontestable qui lui fait dire justement que je prends, je marche, je sens, j'imagine, je veux, je ne veux pas »[66]. L'exercice de nos pouvoirs nous conforte dans l'oubli de la Vie. Ils nous permettent de ne pas penser à l'origine, à *l'archè*, quand bien même il nous est possible d'exercer ces pouvoirs uniquement grâce à cette origine. Nous ne pensons pas l'origine de notre « Je ». Nous oublions ce qui fonde notre « Je ». Il se

66 Michel Henry, *Incarnation. Une philosophie de la chair*, *op. cit.*, p. 172.

dévoile dans le *pathos*. Nous nous pensons comme ceux qui sont à l'origine de tous nos pouvoirs.

La cause de l'oubli de la Vie est issue de l'illusion transcendantale de l'ego. « Éprouvant chacun de ses pouvoirs, tandis qu'il les exerce, et d'abord le pouvoir qu'il a de les exercer, l'ego se prend dès lors pour leur source, pour leur origine »[67]. Le « Je » ne s'interroge plus sur la possibilité de son être, il est. Parce qu'il est, il possède des pouvoirs qu'il peut exercer. Il confirme l'existence de son être propre et s'affirme d'autant plus comme être, comme « Je » lorsqu'il exerce ses pouvoirs. L'homme élude la question de ses origines. Il oublie ce sur quoi se fonde l'ensemble de ses pouvoirs, ce sur quoi se fonde toute possibilité de rencontre avec autrui.

Il ne se demande pas comment son « Je » est possible, son existence lui suffit. En effet, l'ego est réellement libre dans son pouvoir. La positivité de cette expérience irrécusable, celle de notre « Je » agissant, auquel il faut ajouter que la source de la vie, la Vie, ne cesse de se dissimuler à chaque instant, fait que nous sommes constamment en train d'oublier la Vie. La Vie est invisible par nature et elle est immanente, intérieure. Son statut phénoménologique explique l'oubli de l'homme. La Vie ne s'expose jamais dans un au-dehors. L'homme ne cesse de chercher la Vie sur le mode de la transcendance. Elle ne peut se donner à voir. Elle ne peut se révéler sur ce mode. C'est pourquoi nous ne cessons de l'oublier.

Le sentiment renforce notre oubli de la Vie, car « plus l'ego exerce son pouvoir, plus profonde est en lui l'expérience, dans la concrétude de son effort, de l'effectuation de ce pouvoir, plus il attribue ce pouvoir à lui-même, plus il oublie que la Vie le lui donne »[68]. Tout notre être nous pousse à oublier le fondement qui nous fait chair. Nous ne cessons d'être oublieux de nos origines, ce d'autant plus que l'ego se soucie du monde et s'éloigne encore davantage de la Vie. Or, si la chair est la manifestation de l'être et l'être la manifestation de la Vie, la Vie reste cachée. Pourquoi ? « Parce que l'essence demeure cachée en elle-même et échappe perpétuellement au regard, parce qu'elle est comme telle la dissi-

67 *Ibid.*, p. 176.
68 *Ibid.*, p. 179.

mulation, elle tombe dans l'oubli »[69]. Dans sa pudeur, l'essence se retient hors du monde, elle demeure cachée.

L'immanence est la nature la plus intérieure de l'absolu, donc la Vie ne peut se révéler que sur le mode de l'intériorité. Nous ne cessons d'oublier cette présence pure de la Vie qui ne se donne qu'en elle-même. Nous ne pensons pas à la présence pure. Nous ne pensons pas à l'essence qui cependant nous rend possibles. Cet oubli est la caractéristique de la pensée puisque la pensée « se dirige vers l'extériorité hors de laquelle se retient, en raison de sa structure même, l'essence originelle de la présence pure, l'immanence »[70]. Or « ce qu'oublie la pensée de l'extériorité quand elle manque l'essence qui se retient hors de celle-ci, c'est elle-même »[71]. La pensée nous pousse à oublier la Vie et nous éloigne de sa donation. C'est ce qui nous rend si difficile le fait de nous reconnaître comme fils dans l'Archi- Fils, comme être issu de la Vie, comme chair vivante et incarnée grâce à l'Archi-Chair et l'Archi-passibilité de la Vie, grâce à Dieu. L'agonie parce qu'elle nous ouvre radicalement à la question des origines, parce qu'elle ébranle notre rapport au monde, nous ouvre à la pensée de l'être sur une modalité plus authentique. Elle nous confronte à l'oubli de la Vie parce qu'elle remet en cause l'assurance que nous avions dans le monde et dans notre pouvoir. Elle devient dès lors un moment privilégié pour accéder à la révélation de son soi propre, comme ipséité originaire issue de la Vie. Celui qui soigne le vivant jusqu'à la mort fait cette expérience de la duplicité du paraître : un rapport à la transcendance et un rapport à l'immanence. L'extériorité du voir et du monde peuvent devenir un empêchement au soin s'il n'est pas conçu d'abord comme une rencontre. L'immanence rend possible, dans l'effort du soin enraciné dans l'effort du soi, la rencontre avec un autre, vivant jusqu'à son dernier souffle, traversé par cet effort d'exister, par l'ambivalence du désir de vivre et de mourir. Les représentations que nous pouvons avoir, les images, le voir doivent être une occasion de retourner à la vie sensible et charnelle, subjective. Mais elles peuvent devenir une réduction de l'éprouvé et se concevoir comme la totalité du réel. En procédant

69 Michel Henry, *L'essence de la manifestation*, *op. cit.*, p. 482.
70 *Ibid.*, p. 485.
71 *Ibid.*, p. 486.

ainsi, le voir et la réalité mondaine deviennent l'occasion de ce qu'Henry a appelé la barbarie.

2 | … et possibilité de la Barbarie

Comment un soin barbare est-il possible ? L'on pourrait penser à une forme de barbarie lorsque le silence et la solitude étreignent celui qui agonise sans lui laisser d'occasion d'énoncer ses derniers mots : à ses proches, et à ceux voulant bien l'écouter. Barbarie du silence qui implique l'incompréhension et le manque de partage. Mais la présence de la barbarie dans l'accompagnement de la fin de vie peut être encore plus manifeste. En un sens c'est la vie dans son pâtir que l'on tente de maîtriser lors de la fin de vie. Le dualisme médical entraîne la négation de la vie. Il nous fait manquer le sujet face à l'objet qu'est le mourant. C'est ce qui rend possible le règne de l'inhumain, face à la vie, jusque dans la mort. Le terme de barbarie n'est-il pas trop fort ?

L'on ne peut que constater, jusque dans l'expérience du mourir, que l'on a vu un accroissement sans précédent de la connaissance, du savoir, et ce avec une volonté d'offrir le meilleur : la meilleure des prises en charge possibles. Pour soulager et pour accompagner. Néanmoins, cette avancée de la connaissance a été accompagnée d'un effondrement de la culture. La culture permettait de nous penser comme membre d'une même communauté, comme celui qui partage la même condition que les autres, comme celui qui se reconnaît comme le frère de celui qui souffre.

La théorie de la connaissance que nous possédons nous a fait croire que la seule vérité possible était géométrique et physique. Les objets du monde ne se donnent que comme spatiaux ou comme temporels. Selon Michel Henry, le présupposé galiléen est devenu l'a priori fondateur de la modernité, au détriment de toute subjectivité et toute sensibilité. « C'est donc cette vie telle qu'elle s'éprouve en nous dans sa phénoménalité incontestable, cette vie qui fait de nous des vivants, qui se trouve dépouillée de toute réalité véritable, réduite à une apparence. Le baiser qu'échangent les amants n'est qu'un bombardement de particules microphysiques »[72]. La

72 Henry, M., *La barbarie*, *op. cit.*, p. 2.

fin de vie n'est que l'aboutissement d'une maladie ou de la vieillesse, qui se traduit, par l'épuisement du corps, l'expérience du moins et du moindre. La matérialité l'a emporté sur la subjectivité.

Si la culture n'est que l'ensemble des réponses pathétiques et subjectives que la vie déploie, elle est « action que la vie exerce sur elle-même et par laquelle elle se transforme en elle-même en tant qu'elle est elle-même ce qui transforme ce qui est transformé »[73]. La science est connue comme savoir absolu et objectif. C'est à elle qu'on accorde la possibilité de fonder le monde commun. C'est par elle que l'on pourrait ainsi s'accorder entre hommes et ainsi sortir de nos subjectivités, qui seraient toujours de l'ordre de l'incommunicable.

La science s'est éloignée de ce monde sensible et incarné à qui l'on donne des qualités de douceur, de dureté… ce monde que l'on éprouve dans l'opacité de notre chair. Reconnaître des droites, effectuer des additions et des soustractions, quantifier : tous ces systèmes de connaissance n'ont pour autres origines qu'une conscience qui les a créés et leur a donné une valeur de vérité. Même les sciences objectives proviennent d'une subjectivité. « L'illusion de Galilée comme de tous ceux qui, à sa suite, considèrent la science comme un savoir absolu, ce fut justement d'avoir pris le monde mathématique et géométrique destiné à fournir une connaissance univoque du monde réel, pour ce monde réel lui-même, ce monde que nous ne pouvons qu'intuitionner et éprouver dans les modes concrets de notre vie de notre vie subjective »[74].

Les sciences médicales comme toutes les autres sciences dites objectives tendent alors à penser que seul l'objet apporte la vérité, et oublient que le sujet est la condition permettant à l'objet d'advenir. Les sciences humaines, nécessaires à l'accompagnement en fin de vie, ne peuvent être pensées comme la symétrie des sciences de la nature. La science a conduit à l'abstraction de l'objet. L'abstraction de l'objet, lorsque ce dernier est un sujet, conduit à la négation du sujet. On le voit dans la définition médicale de ce qu'est une agonie. Elle n'est plus entendue que comme énoncé physiologique, caractéristique étiologique. Il est fait fi de l'angoisse de la subjectivité, quitte à la penser uniquement sur le mode de

73 *Ibid.*, p. 14.
74 *Ibid.*, p. 19.

l'inconscience. C'est l'abstraction du monde sensible, de la vie, du sujet qui se produit. C'est la possibilité de la barbarie qui advient. « Le jeu d'un savoir qui met hors-jeu non seulement le monde de la vie, mais plus gravement la vie elle-même »[75] parvient à la négation du mode le plus immédiat d'accès à soi et au monde.

Séparer le corps de l'âme dans la médecine permet probablement d'atteindre une meilleure connaissance objective des objets de science, mais cela rend plus difficile la connaissance de l'homme comme chair pathétique, éprouvante et éprouvée. La méscience induite amène indubitablement une souffrance pour celui qui se voit accompagné de façon inadéquate faute de prendre en compte la richesse de sa subjectivité et de sa sensibilité. Car entendons-nous bien, « ce n'est pas, encore une fois, le savoir scientifique qui est en cause, c'est l'idéologie qui s'y joint aujourd'hui et selon laquelle il est le seul savoir possible, qui doit éliminer les autres »[76]. La science est une modalité de connaissance qui permet d'élaborer toujours un agir, une *praxis*, s'enracinant dans une chair pathétique, issue d'une subjectivité. La science, l'art et la culture sont des domaines radicalement hétérogènes. Ils ne peuvent se réduire l'un à l'autre, ils doivent devenir complémentaires.

Si l'art, si le rite, si la spiritualité naissent d'une intériorité humaine, d'une sensibilité qui se déploie envers et contre tout, malgré les obstacles et les incompréhensions, c'est bien parce qu'ils jaillissent comme une nécessité intérieure. Cet écho profond au soi possède plus de force que la quantification des sciences naturelles où tout est pesé, mesuré, compté. « Du monde scientifique (…) la sensibilité est éliminée. Et c'est la raison pour laquelle ce monde est abstrait »[77]. La fin de vie, engoncée dans un savoir technicien, masque l'agonie. Le sacré qui se déploie, celui qui nous confronte à la fin d'une histoire, d'une subjectivité, ne peut se décliner sous le mode de prescriptions médicamenteuses, y compris antidépresseurs, technique de massage, soins de bouche, quand bien même ces techniques sont de toute évidence nécessaires pour soulager au mieux.

Lutter contre l'anxiété, l'angoisse en fin de vie ne devrait pas se décliner uniquement sur le mode de la psychologie, mais sur le

75 *Ibid.*, p. 37.
76 *Ibid.*, p. 43.
77 *Ibid.*, p. 49.

mode de la culture, du rite, de l'échange. Sur le mode de la patience et de l'inquiétude qui nous font nous porter au plus proche de ce qui nous échappe. Accueillir l'angoisse et l'inquiétude, tout en les prenant en compte dans une pharmacopée adéquate, ce n'est pas vouloir les faire disparaître à tout prix. C'est accepter ce mouvement de la chair qui se rebiffe face à la mort, le laisser s'exprimer, permettre à la liberté de jaillir. Ne pas lutter contre les symptômes, mais être avec celui qui est vivant jusqu'à la mort. C'est probablement la façon la plus féconde d'accompagner la fin de vie, mais c'est probablement aussi la moins opérationnelle.

L'agonie fait jaillir, dans la lutte et la déchirure, le fait que l'on est encore et toujours vivant, vivant jusque dans la mort. « (La Vie) s'accomplissant comme le *pathos* de cette étreinte, il lui appartient de revêtir a priori et nécessairement les formes ontologiques fondamentales de la Souffrance et de la Joie, non pas comme des tonalités factices et hasardeuses, se succédant au gré d'une histoire événementielle, mais comme les conditions incontournables de sa possibilité la plus intérieure et ainsi de la vie elle-même. Voilà pourquoi Souffrance et Joie ne sont jamais séparées »[78] et pourquoi l'épreuve pathétique est une révélation de soi dans la « certitude et l'ivresse de soi-même ». La technique quant à elle nous condamne à la solitude, car l'on ignore la vie dans sa subjectivité.

La science ne peut se placer que sur le mode d'une solitude inconcevable. La solitude s'habille alors d'un nom pour se cacher : celui de la technique. Abstraction de la sensibilité, abstraction de la vie, la science mathématique nous empêche d'aller vers la compréhension de nous-mêmes en nous amenant à chercher sans cesse à nous expliquer. Cette recherche d'une transparence absolue de soi à soi, de soi à autrui entre en confrontation avec l'être chair qui se déploie dans l'opacité. Il y a quelque chose de tragique dans cette recherche de transparence, car elle nous éloigne encore plus de la subjectivité. Elle nous isole radicalement. Les moyens sont devenus une finalité. La fin de vie se décline dans le langage médical. « Aussi nous trouvons-nous en présence d'un ensemble impressionnant de dispositifs instrumentaux, de façons de faire, d'opérations, de procédés de plus en plus efficaces et sophistiqués, dont le développement toutefois ne connaît d'autres stimulations

78 *Ibid.*, p. 68.

ni d'autres lois que lui-même et se produit ainsi comme un auto-développement »[79].

La technique n'est plus un savoir particulier nous permettant d'accéder à un mode particulier de la connaissance, elle devient un savoir totalisant et totalitaire. Elle devient le savoir-faire, simulant la *praxis*, simulant un agir, prenant les formes d'un déploiement de la vie, mais ayant substitué à la subjectivité la rationalité. Elle prend alors le visage de l'anti-soin.

3 | Ici se niche la possibilité de « l'anti-soin »

La technique a amené une révolution incommensurable : « le bouleversement ontologique se produit lorsque l'action cesse d'obéir aux prescriptions de la vie, n'étant plus ce qu'elle est au début, à savoir l'actualisation des potentialités phénoménologiques de la subjectivité absolue »[80]. Le savoir scientifique et objectif, la technique, se sont substitués à la subjectivité et la sensibilité, les rejetant de plus en plus loin hors du domaine de l'agir.

C'est ici que naît la barbarie, car technique et science deviennent ni plus ni moins des idoles. Si technique et science deviennent l'unique modalité de compréhension du soin, alors la médecine et le soin ne sont plus des soins, mais des anti-soins. Car elles rejettent ce qui fonde l'existence humaine et, par-là, ce qui permet toute rencontre. L'équivoque fait place à l'univoque et ne rend plus compte de l'expérience que chacun porte de sa vie propre qui se déploie. Il y a un passage qui nous amène du royaume de l'humain à l'enfer de l'inhumain, du soin à l'anti-soin. Lorsque l'agir ne se fonde plus que sur un savoir objectif, normé et encadré alors surgit la barbarie. Les conséquences de cette substitution du moteur de l'agir ne sont pas neutres.

La nature n'est plus perçue comme possibilité d'émerveillement et de contemplation. Elle devient conscience d'objets possédant une utilité. Il n'y a plus de qualités sensibles du monde. Le savoir n'est plus une *praxis*, une action déployant un sujet qui se dévoile à lui-même. Il devient régi par des lois techniciennes, mu

79 *Ibid.*, p. 78.
80 *Ibid.*, p. 85.

par une connaissance objective. Pourtant, ce savoir de la science se trouve toujours pris en faute. Il ne parvient pas à enclore l'action. Celle-ci dépasse toujours la prévisibilité du calcul scientifique pour faire advenir l'imprévisibilité propre à la subjectivité humaine et à l'action humaine. Le progrès d'une prise en charge rendant compte de la chair pour la fin de vie, mais aussi pour l'ensemble des soins, plaide non pas pour l'apologie d'un progrès technique quel qu'il soit (euthanasie, sédation terminale, technique de méditation transcendantale apportant l'harmonie et la paix intérieure), mais l'offrande d'un espace qui est progrès culturel, moral, voire esthétique. Ce qui signifie œuvrer à la restauration de la subjectivité comme moteur de l'action, comme fondation du soin.

L'agonie, la fin de vie résistent à la culture technique, car elles ne peuvent se réduire à cette dernière. La vie avance masquée. Jusque dans les dernières heures, elle ne veut se déployer que comme subjectivité. Là est le plus grand combat de l'homme : accepter la subjectivité, l'accueillir, avec le combat qu'elle demande et les résistances qu'elle implique. Ce mouvement de pâtir et de jouir incessant dont on ne sait si l'un doit l'emporter sur l'autre tellement ils sont inhérents l'un à l'autre, c'est faire l'épreuve de la subjectivité. La culture de la vie, de l'homme, de la subjectivité est une culture de combat qui se décline dans un pâtir. Étrange paradoxe pour dire la fin de vie. La culture de la technique est une culture d'anesthésie ou d'obstination déraisonnable (choix de la technique pour la technique).

Affronter l'angoisse de la fin de vie, de son accompagnement, de ses impuissances, c'est reconnaître la vie, la subjectivité comme origine de toute possibilité d'être. Si la barbarie se décline sur le mode de l'occultation de son être propre, la vie résiste toujours, car « la faiblesse de la vie consiste dans sa volonté de se fuir soi-même – et c'est une tentation permanente – mais la vraie faiblesse, c'est l'impossibilité où elle se trouve de mener à bien ce projet, l'échec insurmontable auquel se heurte dans la vie son vouloir se défaire de soi »[81]. Fuir l'angoisse en se réfugiant dans l'illusion de la technique, de la procédure, du protocole, c'est entrer dans la barbarie, mais c'est aussi accroître le sentiment d'isolement, de solitude, et par là même l'angoisse. La technique ne peut que se lier à la chair,

81 *Ibid.*, p. 128.

se déployer comme étant à son service, pour être au service de soin. Faute de quoi, elle devient une illusion accroissant la somme des souffrances, poussant à l'anesthésie, brisant la vie, qui rejaillit pourtant, jusque dans l'agonie. Elle devient un anti-soin.

La fin de vie, l'agonie résistent d'autant plus à la barbarie, mettent d'autant mieux en lumière la vie, que la subjectivité qui se manifeste avec force convoque celui qui accompagne la fin de vie à la patience et l'inquiétude. La fin de vie amène à déployer un agir prenant soin de celui qui meurt et qui est encore vivant, qui est unique. L'on rencontre le sacré dans l'agonie. La fin de vie dévoile ce qu'est le soin véritable. Ce n'est pas une pyramide de Maslow ! D'abord les besoins corporels, puis l'on remonte à ceux spirituels ! C'est une attention portée à la personne, dans sa chair (affective, vivante) pour accompagner dans sa globalité (corps et esprit) son patient. C'est pourquoi tout protocole, toute technique lorsqu'ils veulent englober l'expérience du mourir pour s'en saisir et devenir la seule façon de conter l'expérience deviennent des lieux d'anti-soin. Ils amènent la maltraitance. Résister à la maltraitance, issue de la technique, c'est restaurer le primat de la subjectivité sur cette dernière. C'est sortir d'une compréhension uniquement médicale de la fin de vie, et par là même du soin, pour entrer dans l'histoire sacrée d'une subjectivité.

Or, comment parvenir à faire ce chemin avec chaque patient, lorsque l'effort du soin peut s'arrêter et prendre de court celui qui soigne ? Le déstabiliser ? Le dérouter ? Et comment repartir sur cet effort du soin, sans cesse, sans avoir un cadre protecteur pour le soignant comme pour le soigné ? C'est ce qui est possible lorsque l'on sert l'autre jusqu'à son dernier souffle, dans cet effort de soi et de l'autre. C'est à ces interrogations qu'il va nous falloir répondre en entrant à proprement parler dans notre partie éthique. Quel accompagnement proposer si l'on développe une éthique de la vie ? Les soins palliatifs sont-ils cette médecine qui dévoile une éthique du vivant ? Il va nous falloir traverser une éthique de l'effort, de l'effort d'exister, d'être, pour mieux comprendre cet effort que fait chaque vivant pour vivre. Cet effort se décline dans l'effort des patients pour s'affirmer eux-mêmes, il se décline aussi, porté par le même Fond pathétique, par celui des soignants pour guérir, soulager, accompagner.

5.

Première ébauche de l'éthique

Dans la phénoménologie henryenne, l'homme, vivant, est pris dans l'immanence de son autoaffectivité. Aussi, il souffre de soi dans un se souffrir, qui est un écrasement du soi contre soi. Il faut, pour parvenir à la jouissance de soi, s'exprimer, développer ses propres pouvoirs. Dès lors, tout vivant passera par l'effort, l'effort pour sortir de l'écrasement du soi contre soi, l'effort pour développer ses propres pouvoirs. Cet effort est fondamental pour comprendre l'éthique du soin. Il faudra veiller à préserver cet effort, cette capacité à développer un « Je Peux », expressif, jusque dans la passivité existentielle, trouvant son origine dans l'ontologie même. Ainsi, il nous faut achever les fondations d'une philosophie de l'effort (a), pour mieux comprendre la volonté de vivre et de persévérer dans son être (b), tout en intégrant la dimension du temps, *Chronos*, qui confronte tout homme à l'effort d'exister (c).

1 | Vers une philosophie de l'effort

Pour penser l'effort, il faut penser le sol de l'action et donc tenter de comprendre l'affirmation d'un « Je Peux ». Le « Je Peux » est un vivant qui développe ses pouvoirs. Ses pouvoirs s'affirment dans une puissance en acte, dans un effort d'affirmation de soi, ce qui amène la jouissance de soi. Michel Henry, s'appuyant sur les travaux de Maine de Biran[82], initie cette recherche portant sur la philosophie de l'effort dans *Philosophie et phénoménologie du corps*, tout en œuvrant à sa thèse l'*Essence de la manifestation*.

Si notre vie s'éprouve du fait même de la chair, ipséité, elle découvre, au sein même de la passivité et de la réception première de ce soi, la possibilité de développer des pouvoirs, ses pouvoirs. Ainsi « l'unité de nos sensations visuelles est une unité constituée, mais cette unité a un fondement qui réside précisément dans le pouvoir qui la constitue et qui n'est rien d'autre que le mouvement subjectif du regard »[83]. Ce qui signifie que sur fond de passivité nous découvrons toute activité. Parce que nous nous recevons, nous sommes en mesure de déployer et de développer des pouvoirs. Ces pouvoirs, reçus par la chair, sont des expressions de soi qui permettent l'accroissement et le développement de soi. Dès lors, une souffrance peut naître. Énergie inemployée, elle fait éprouver l'écrasement de soi contre soi, sans parvenir à développer un pouvoir. Développer ses pouvoirs, c'est permettre l'accroissement de soi, la jouissance, en parvenant à éprouver la dynamique de la jouissance de soi.

L'effort de chacun consiste à s'enraciner de plus en plus dans la subjectivité de sa chair pour pouvoir mieux développer ses pouvoirs. En effet, Henry écrit « nous devons nous placer à l'intérieur des pouvoirs qu'il déploie pour comprendre la nature du monde que connaît notre corps, *c'est à l'intérieur de ces pouvoirs, en vérité, que nous sommes placés.* C'est pourquoi la connaissance corporelle n'est pas une connaissance provisoire, primitive peut-

82 Maine de Biran (1766-1824) est un philosophe qui va porter ses efforts de réflexion sur le soi comme « sentiment de l'effort volontaire », le corps est objet de science et le mien. Le moi ne s'éprouve dès lors que dans l'effort : « je dis (...) que l'effort voulu et immédiatement aperçu constitue expressément l'individualité, le moi, ou le fait primitif du sens intime », *Essai sur les fondements de la psychologie*, Œuvres, t. VII, 1 et 2, Paris, Vrin, 2001, p. 118. Ainsi, nous lui devons cette belle formule : l'être est « simple dans la vitalité » (p. 133) par opposition à « la vie de relation ou de conscience » (p. 201). Participant au courant de la philosophie vitaliste, Maine de Biran va être repris et travaillé par Michel Henry dans sa *Philosophie et phénoménologie du corps* avec laquelle nous travaillons tout au long de ce passage. Nathalie Frogneux propose un excellent article à ce sujet, la résistance vive du Corps dans « l'Essai » de Maine de Biran, *in Revue philosophique de Louvain*, 2005, vol. 103, n°s 1-2, p. 65-81.

83 Michel Henry, *Philosophie et phénoménologie du corps*, Paris, PUF, 1965, 5e édition en 2003, chap. III : Le mouvement et le sentir, p. 109.

être, mais rapidement dépassée par l'homme intelligent, elle est au contraire une connaissance ontologique primordiale et irréductible, le fondement et le sol de toutes nos connaissances et, en particulier, de nos connaissances intellectuelles et théoriques »[84]. Toute action possède un sol : celui de l'ipséité, et donc de l'affectivité. Il faut éprouver pour pouvoir agir et développer son action propre. Sur ce sol de l'action, il nous devient possible de développer nos propres pouvoirs et, ainsi, pouvoir parvenir à l'affirmation de soi, à l'accroissement de soi. Activité et passivité sont désormais pensées comme les deux modalités différentes d'un seul et même pouvoir fondamental : celui de la chair, celui de l'ipséité prise dans le mouvement de son autoaffection. Face à « une telle conception de l'être originaire de notre corps, Maine de Biran s'est sans doute élevé lorsqu'il nous parle d'un état d'effort immanent et qu'il fonde sur celui-ci l'unité de notre moi. Il ne s'agit plus ici, en effet, d'un effort déterminé présidant à l'accomplissement de tel ou tel mouvement, ou à l'exercice actif de tel ou tel sens, mais d'une sorte de tension latente avec laquelle se confond l'être même de notre corps absolu et qui retient, pour ainsi dire, dans l'unité de sa propre vie, notre corps organique et, peut-être, l'effectivité de toute présence au monde en général. Cette tension latente permet aussi bien l'essence du sentir et du pouvoir-être affecté que celle de l'effort moteur, elle est le propre frémissement intérieur du savoir en tant que ce savoir est une vie, et non pas un savoir mort »[85].

Il nous faut faire l'effort de développer nos pouvoirs en veillant à ce qu'ils ne deviennent pas des savoirs morts, mais bien des savoirs vivants. Ces savoirs affirment les soi vivants, se reçoivent dans la passivité de l'immanence et de la chair affective. Cet effort prendra une dimension éthique, en se soumettant au fond au seul impératif de la phénoménologie henryenne : celui d'être un vivant. Savoir et action, dans leur essence, ne peuvent être en décalage. « L'affirmation d'une inadéquation entre notre connaissance et notre action — inadéquation démentie par l'expérience quotidienne de nos gestes même les plus humbles (se laver, accomplir un travail manuel, pratiquer un sport, conduire une voiture, etc.) résulte en fait de l'insuffisance du concept de connaissance dont

84 Michel Henry, *Philosophie et phénoménologie du corps*, Paris, PUF, 1965, p. 131.
85 *Op. cit.*, p. 230.

on dispose et qui réduit celle-ci à la seule connaissance théorique ou représentative »[86]. Dès lors, le monde du soin ne peut échapper à cette insuffisance, s'il n'est pas repensé à la lumière de la chair, de l'affectivité et l'immanence. « Par-là se fait jour la véritable origine des conceptions philosophiques contemporaines qui font état d'une « résolution » propre à l'être humain en tant qu'il se jette dans l'action conformément à un « engagement » dont il « assume » le risque. Loin d'aboutir à un véritable renouvellement de l'éthique et de ses notions fondamentales, ces thèmes romantiques doivent être pensés par nous dans leur étroite solidarité avec les présupposés de la philosophie classique et intellectualiste, ainsi qu'en fait foi, par exemple, l'admiration de Jasper pour la morale de Descartes[87]. La philosophie de l'effort passe par l'affirmation de soi sur fond de passivité et de réceptivité. Il faut persévérer dans son être. C'est ce combat que vivent les patients, vivants, qui sont en train de mourir. Toujours vivants, ils sont encore dans l'effort, effort de l'affirmation de soi qui peut être tout à la fois épuisement et épanouissement[88].

2 | Persévérer dans son être

Par l'effort, nous prenons conscience de ce que nous sommes. Par l'effort, nous découvrons petit à petit ce que nous sommes, dans sa réalité ontologique et matérielle, dans sa chair. Dans l'effort d'être, il s'agit de considérer l'effort physique d'exister. Les corps sont très présents dans la pratique clinique liée à la fin de vie. L'on observe que des corps épuisés ne meurent pas, que les patients luttent encore pour vivre et affirmer quelque chose d'eux. Il faut aussi considérer l'effort intellectuel que l'on éprouve lorsque l'on réfléchit. Ou encore l'effort moral qui amène à choisir. Choisir implique de renoncer. Le choix, en affirmant quelque chose, efface les autres possibles. Cet effort d'être qui s'oppose à la résistance de soi, du monde et des autres, amène à travailler cette question de la persévérance dans son être. Pourquoi cette

86 *Ibid.*, p. 276.

87 *Ibidem*.

88 Sur ce point, je renvoie à *Vivre la mort – nous pouvons réapprendre à mourir*, Paris, Édition Artège, 2023, où j'ai essayé de développer une pensée sur l'agonie comme épiphanie de la personne incarnée.

affirmation de l'être, de la vie de chacun en l'occurrence, est-elle si importante ?

Un immense plaisir, une sensation de plénitude, tout comme un désespoir, un sentiment de vacuité et d'inutilité peuvent naître de l'effort. L'effort n'est pas lié seulement à l'effort d'agir - il se situe au niveau du fond de tout homme - de tout vivant. Car, dans la chair de chaque vivant, une dynamique immanente prise entre le « se souffrir » de soi, compris comme écrasement de soi contre soi, et le jouir de soi, amènent sans cesse chacun, en tant qu'ipséité, à se révéler soi-même dans cet éprouvé jamais achevé. Ici se niche l'élan vital, le désir vital. L'effort est cette énergie donnée, épuisable, pour faire advenir quelque chose, ou encore quelqu'un. C'est pourquoi il y a une fatigue de soi, qui peut être tout aussi réjouissante qu'épuisante. C'est ainsi que nous pouvons connaître une fatigue de l'autre : de l'amant épuisé et comblé, à la lassitude de la patience et de la persévérance. L'effort semble lié à la fatigue, en être pétri, comme le sceau de toute vie, qui indique que toute vie passe par cette épreuve. Sa définition, en creux, livre la fatigue. L'effort signifie tout à la fois une tentative laborieuse et un effort vigoureux. On peut y découvrir l'épuisement comme l'épanouissement. L'étymologie nous apprend qu'effort vient du vieux français *d'esforz*. Cela voulait dire impétuosité, force, puissance. Ce mot est un dérivé du latin vulgaire *exforiare* qui voulait dire montrer sa force. La force rappelle à la fois la puissance, l'accroissement de la vie. L'effort sous-entend la résistance des choses, du monde, des autres et de soi. Ainsi l'effort porte en soi la fatigue, fatigue non pas ontologique, mais existentielle. Elle tient son fond de la chair, dans son « *pathos* ».

Persévérer dans son être, c'est d'abord recevoir ce fond en soi de la Vie. La Vie fait naître la chair, dans ce mouvement d'écrasement de soi contre soi et de déploiement de soi en soi. Persévérer dans son être appelle une dynamique, un mouvement, une énergie. Cette énergie se déploie dans l'existence par un effort, l'effort du déploiement de ses pouvoirs : sentir, voir, écouter, toucher, comme l'expression d'un pouvoir, de notre pouvoir en propre. Ce déploiement des pouvoirs se poursuit dans l'apprentissage du langage, de la marche, du saut, de la course, de la lecture, de l'écriture, de la connaissance des sciences, de soi, des autres…

« *Agere sequitur esse* », « l'agir suit l'être », disait Thomas d'Aquin. L'action découle de l'être. Persévérer dans son être implique d'agir conformément à sa nature. Dans la philosophie henryenne, il s'agit de se déployer dans les différentes tonalités de son être. Ces tonalités sont particulières, propres, personnelles à chaque vivant ce qui fait de lui un vivant unique, singulier, irremplaçable. Persévérer dans son être, ou agir conformément à sa nature, n'est plus uniquement agir conformément à la raison, à l'essence raisonnable, mais agir en portant attention à la chair dans son éprouvé pathétique.

C'est ainsi que l'effort ne peut faire l'économie de la fatigue. « De la fatigue, de l'une ou l'autre de ses multiples formes, quotidiennement chacun de nous fait l'épreuve, et, dans cette épreuve immémorialement familière, nous nous sommes toujours déjà trouvés, ou perdus, depuis que nous sommes au monde »[89]. Nous pourrions transformer cette citation, en changeant le mot « fatigue » par le mot effort pour écrire : « de l'effort, de l'une ou de ses multiples formes, quotidiennement, chacun de nous fait l'épreuve, et, dans cette épreuve immémorialement familière, nous nous sommes toujours déjà trouvés, ou perdus, depuis que nous sommes au monde ». Le geste soignant ne peut échapper à cet effort pour rejoindre et accompagner l'autre, car il sert l'effort d'être, d'exister, de son patient. C'est là le point vital du soin. C'est là que se joue et se tisse le soin, dans les profondeurs invisibles de la communauté des vivants, dans le « *pathos* avec ». C'est ce que tentent de mettre en lumière les soins palliatifs. Et c'est aussi pourquoi il est si difficile de faire entrer cette discipline dans les « sciences médicales » : le geste du soin ne se fonde pas d'abord dans la science, mais dans le « *pathos* avec ». Et ce « *pathos* avec » amène l'effort qui va s'appuyer sur les sciences médicales pour soigner l'autre. D'abord la rencontre avec l'autre, dans cet effort particulier du soin, pour s'appuyer sur les sciences médicales et soutenir ainsi l'effort d'exister de son patient. La nappe phréatique et souterraine du soin est pathétique. L'oublier, c'est glisser vers ce qu'Henry nomme la barbarie.

89 Jean-Louis Chrétien, *De la Fatigue*, Paris, Minuit, 1996, p. 9.

3 | Du temps qui passe et de l'effort d'exister

Jean-Louis Chrétien écrit : « il y a des fatigues tristes et des fatigues joyeuses, il y a des fatigues où quelque chose de nous se nie et se perd, comme dans un intime évident, et des fatigues où notre vie, brûlée à sa propre flamme, ne la fait crépiter que plus claire et s'élève et chante sa victoire »[90]. Le temps qui passe, dans nos existences, nous soumet au temps *Chronos*. *Chronos* est le Dieu de la mythologie grecque qui dévore ses propres enfants. C'est à Aristote que nous devons le jeu de mots : *kronos* (le titan), *chronos* (le Dieu), et le temps, car le dieu courbe dévore sa propre progéniture, comme le temps dévore tous les existants. Soumis à l'épreuve du temps, tout homme est soumis à l'épreuve de l'effort. Effort d'agir ou effort de retenue, effort pour soutenir une énergie ou un dynamisme, ou au contraire, effort pour se retenir et se canaliser. L'effort indique la puissance qui se traduit dans l'action soignante, par sa retenue, via le fameux « *primum non nocere* » d'abord « ne pas nuire », savoir se retenir, canaliser ses forces. Cet effort de non-puissance est ce qui fonde le refus de l'obstination déraisonnable. L'effort indique l'épreuve de l'action qui consomme l'énergie. « Tendanciellement, la fatigue où je me consomme dans ce que ma tâche aura eu de plus propre est aussi la fatigue où je me consume, où enfin je n'y suis plus, plus pour personne et pas même pour moi. Le regard même se lasse, et la main se relâche »[91], écrit encore Jean-Louis Chrétien.

Le temps consomme les objets et les choses, il consomme notre énergie jusqu'à l'épuisement. Le temps va même jusqu'à la consumation, la disparition de soi dans l'effort de l'action. Ainsi dans l'effort, nous essayons de trouver le juste équilibre entre la retenue et la force, entre le déploiement de nos propres pouvoirs, sans sombrer dans l'incurie ou l'hypercurie (nous y reviendrons), l'affirmation de soi sans nier l'autre, affirmer l'autre sans nier le soi. Équilibre de soin qui appelle l'alliance et qui nécessite un engagement. L'engagement du soignant est éthique, il ne peut se faire que sur ce fond de chair pratique.

Pris dans l'effort du soin, le soignant doit assumer l'épreuve du soi, sans renoncer à lui. Il doit assumer l'épreuve de l'autre

90 *Op. cit.*, p. 9.
91 *Op. cit.*, p. 18.

pour veiller à la rencontre et à l'action qu'il doit engager pour le soulager. Il ne doit pas nier l'épreuve du temps et de la durée dans son métier. Le soignant fait un effort et, c'est là que se nouent les enjeux éthiques, c'est là probablement aussi qu'il faudra rendre une part belle aux éthiques de la vertu.

Faire un effort, au sein de l'existence du soignant, c'est assumer, faire sienne l'épreuve du temps et de la durée, tout en restant vigilant face à l'effort d'être de celui qu'il soigne. C'est veiller à l'affirmation de soi de son patient. C'est aussi être vigie face à son propre effort. C'est dans cet effort, qui impose une vigilance et une prudence, que va s'affirmer l'éthique soignante. C'est dans cet effort d'être que le patient pourra déposer son cri et accepter d'être supporté, suppléé, accompagné, soutenu. C'est dans cet effort d'être que le soignant pourra engager une action, pour guérir, soulager, accompagner, celui qu'il soigne. Il s'appuie sur le « *pathos* avec », comme fond de son action, engager une action compétente, car aussi liée à des connaissances.

Pour fonder le soin et la relation soignante, il nous a fallu nous ancrer dans une phénoménologie matérielle et concrète. Le lieu de la rencontre soignante, le lieu de l'alliance, ne peut se situer que dans l'incarnation. Mais qu'est-ce que l'incarnation ? Avec Henry, nous avons pu voir que la chair est une autoaffection pathétique et impressionnelle, prise dans l'immanence. Elle se dévoile à elle-même dans un « se souffrir de soi » et un jouir de soi, soit dans les deux tonalités propres à tout vivant. Cette dynamique, du « se souffrir » et du jouir, permet le dévoilement et l'affirmation de soi dans ses tonalités propres, dans le déploiement de ses pouvoirs. C'est l'affirmation d'une ipséité pathétique et charnelle comme personne. Soignants et soignés sont tous des chairs. La chair est le lieu de la rencontre et de l'alliance soignante. Le déploiement de chacun des « Je Peux » oblige à redécouvrir que toute vie est reçue. Passivité et pauvreté sont les conditions ontologiques de toute ipséité. Aucun homme, aucun vivant ne s'est créé, il se reçoit dans la passivité et la pauvreté. Dans l'acte du soin, il faut alors posséder une vigilance pour ne pas oublier que nos pouvoirs sont reçus, que nous n'en sommes pas à l'origine. Pour autant, si notre chair est une autoaffectivité, prise dans l'immanence, alors comment est-il possible de rencontrer l'autre comme un autre, un *alter ego* ? Il faut alors repasser par nos origines : nous sommes des vivants fils de la Vie. Cette filiation rend possibles tout à la fois la fraternité et la communion. Partageant tous la même origine, nous possédons tous le même Fond. Nous nous rencontrons dans cette nappe phréatique et souterraine qu'est la Vie. Toute communauté est fondée par la Vie, invisible, ek-statique, acosmique. C'est dans ce Fond que toute relation et toute rencontre peuvent advenir. C'est sur ce Fond que la relation soignante, visible, soumise au temps peut advenir. C'est sur ce Fond que l'on peut établir une éthique du soin. Nous pouvons donc désormais entrer dans les grandes éthiques du *care* pour mieux comprendre la sollicitude effectivement présente dans toute relation soignante. C'est sur ce Fond que les éthiques du *care* et de la sollicitude trouvent leur véritable sol.

PARTIE II

Les éthiques du *care* et la sollicitude

L'éthique soignante aujourd'hui ne peut faire l'impasse des éthiques du *care* ou de la sollicitude. Elles sont posées comme une évidence. Non pas dans leurs acceptions militantes ou féministes. Simplement parce que le soin est un geste nécessaire et indispensable pour que la vie reste hospitalière pour chacun ou tout simplement pour qu'elle puisse être. Le soin est de l'ordre de la nécessité, et ce pour tous les vivants. Sans soin apporté par un autre, aucun humain, aucun vivant, ne pourrait vivre. Le nourrisson ne peut survivre sans soin, mais tout homme, sans relation avec autrui, s'éteint. Nos fragilités sont mises en travail par les autres : accentuées ou adoucies, pansées ou aggravées. Nos fragilités appellent un soin, un soignant, ou un soigneur selon les termes de Faroudja Hocini et de Bruno Dellaporta. Si tous, nous ne sommes pas des soignants, nous sommes des soigneurs. Nous sommes appelés à veiller sur nos relations avec autrui, à préserver le vivant et sa possibilité même. Il faut penser la relation, la possibilité de la relation, pour mieux accompagner et soulager. Les soignants découvrent, grâce à l'éthique de la sollicitude, qu'ils œuvrent laborieusement, mais sûrement à faire société lorsqu'ils soignent leurs patients. Ainsi nous faut-il redécouvrir l'histoire de la philosophie du *care* (1), pour mieux comprendre les étapes du soin (2). Partant de cette histoire, nous mettrons en lumière le fait que le soin est une histoire de vivants et que les éthiques du *care* se fondent non pas existentiellement, mais ontologiquement, en s'appuyant sur la philosophie de l'incarnation (3). Ce qui nous amène à penser des implications institutionnelles dans l'organisation des services (4). Nous en arriverons à la conclusion que l'éthique du *care* mène à la pratique de la compassion, comme vertu et comme valeur soignante (5).

1.

Un peu d'histoire

Mieux accompagner l'homme souffrant, particulièrement celui qui était en fin de vie, nécessitait de pratiquer une révolution soignante. L'hôpital a en effet connu un moment où lorsqu'il se trouvait face à un homme, patient, pour lequel il ne pouvait plus rien faire, alors il l'abandonnait. L'institution pensait en contraires. Œuvrer à la guérison semblait être le contraire d'accompagner à mourir. Or, ce n'est pas le contraire qui était ici l'enjeu. Il s'agissait de souligner un paradoxe : servir l'homme souffrant, c'est, ou bien œuvrer à sa guérison, ou bien l'accompagner pour le soulager, jusqu'à sa mort. Entrer dans une culture paradoxale, c'est le travail des soins palliatifs. Cela souligne la complexité de chaque patient. Cela oblige à s'appuyer sur les procédures et les *process* tout en œuvrant à l'imagination et à la création pour mieux soigner celui qui souffre.

L'univers technique de l'hôpital, de toute institution soignante, demande la connaissance des procédures complexes, de maîtriser les arbres décisionnels, les pharmacopées innovantes, les thérapies pointues. Ce qui a amené à reculer de plus en plus la survenue de l'inéluctable qu'est la mort. De quoi est constitué le prendre soin ? Guérir ou soulager ? Les soins palliatifs sont nés d'une résistance fondamentale face à l'abandon des patients atteints de SIDA ou ceux rongés par le cancer. Les soignants des soins palliatifs ont refusé d'abandonner leurs patients. Ainsi, sont-ils entrés dans une culture du soin attachée au paradoxe, se défiant des contraires.

Les éthiques du *care* sont devenues un appui théorique précieux pour mieux penser l'originalité de l'acte du soin, non pas uniquement orientée vers le « guérir ». Elles portent leur attention sur la relation assumée dans le soin (l'alliance thérapeutique au fond) et la volonté d'accompagnement d'autrui, jusqu'au dernier souffle.

L'urgence, pensée par les soins palliatifs, puis mise en œuvre par la création de services dédiés, était bien l'accompagnement des souffrants pour lesquels la médecine était confrontée à son « impuissance ». Cette impuissance était, est toujours, relative. Si la visée du soin est de servir le vivant, dans une promesse de non-abandon, alors l'impuissance n'est pas si impuissante que cela. Les humanités soignantes doivent développer un autre chemin de puissance. Ce chemin se fonde sur une plus grande attention à la passivité. Qu'enseignent donc les éthiques du *care* ?

1 | La construction de l'éthique ?

Carol Gilligan est une des fondatrice de ces éthiques. La psychologue tente de répondre à l'échelle de valeurs que son maître Lawrence Kohlberg utilisait pour juger de la maturité des jugements moraux que tout homme est appelé à prendre. Selon l'auteur, « la voix des femmes n'était pas conforme aux descriptions psychologiques de l'identité du développement moral »[92]. En effet, si l'on s'appuie sur le concept de justice, compris comme ce qui est objectif et transcendantal, alors les hommes semblent posséder un sens moral supérieur à celui des femmes. Celles-ci semblent mobiliser d'autres compétences pour prendre leurs décisions. Au départ, Gilligan part du fameux dilemme de Heinz : un homme est confronté au refus de prescription d'un médicament, alors même qu'il pourrait sauver sa femme s'il lui était administré. Doit-il voler ou non le médicament ? Les psychologues décortiquent les réponses des hommes et des femmes de leurs études pour en inférer une échelle de valeurs sur la façon dont chacun justifie la décision qu'il prendrait. « Kolhberg associe le développement moral de l'adolescence aux facultés grandissantes de réflexion qui marque cette période de la vie (1976). Il prolonge la description

92 Gilligan, C., *Une voix différente. Pour une éthique du care*, Paris, Flammarion, 2008, traduction par Kwiatek, A., p. 11.

que fait Piaget du jugement moral des enfants et distingue trois conceptions de la morale, les qualifiant de morales préconventionnelle, conventionnelle et post-conventionnelle, afin de souligner la progression de la compréhension morale, depuis un point de vue qui est d'abord individuel, puis social, et enfin, universel »[93]. Le stade préconventionnel correspond à une obéissance acquise afin d'éviter une punition. Le jugement est égocentrique. Le second stade est une action mise en place pour obtenir quelque chose de l'autre : l'enfant agit pour obtenir plus d'amour ou de reconnaissance. Le troisième stade permet l'élaboration d'un jugement complexe intégrant les relations interpersonnelles ainsi que les dimensions de conformité, de normalité présentes dans toute société. Le quatrième stade devient une soumission à l'autorité non plus pour éviter la punition (ce qui serait une soumission), mais pour préserver l'ordre social. Le cinquième stade utilise la raison tout en tentant de préserver les intérêts de ses proches et les siens propres. Enfin, le sixième stade : la décision est prise en fonction de principes universels qui conduisent à une éthique universaliste. Le raisonnement adopté ressemble à l'impératif catégorique kantien. La moralité de chacun doit se développer et, si possible, parvenir à la dernière étape. Pour Kolhberg, 13 % seulement de la population parviennent à ce dernier stade de moralité. Or « les femmes n'existent pas dans les travaux de recherche sur lesquels (Kolhberg) fonde sa théorie. Kolhberg a défini les six stades qui décrivent le développement du jugement moral de l'enfance à l'adulte à partir d'une recherche empirique effectuée sur 84 garçons dont il a suivi le développement pendant vingt ans »[94]. Comment considérer la façon dont une femme se saisit d'un dilemme moral et y répond ?

2 | Les débuts d'une éthique féminine ?

Carol Gilligan, dans son livre, *Une voix différente*, s'emploie à travailler la façon dont les femmes résolvent les dilemmes éthiques pour essayer de développer un raisonnement moral autre que principiel. Ce raisonnement s'ancre dans la sollicitude et le soin,

93 *Ibid.*, p. 120.
94 *Ibid.*, p. 39.

dans la relation humaine. Le fil conducteur de cette autre façon de penser la morale sera la volonté de préserver le bien-être de chacun, de prendre soin de la vulnérabilité de tous. Ce qui au départ était présenté comme une voix féminine est désormais assumée comme « une voix humaine ». Cette voix met en lumière une façon autre de penser et de pratiquer la morale. « En écrivant au sujet d'une voix différente, j'avais entrepris d'ôter les œillères qui maintenaient dans l'ombre certains aspects de l'expérience humaine »[95], écrit Carol Gilligan en 2023.

À partir d'une étude menée auprès de 24 femmes en train de considérer s'il fallait qu'elles avortent ou non, Gilligan choisit de travailler le conflit entre le souci de soi et le souci de l'autre. Elle rencontre ces femmes avant qu'elles aient décidé d'avorter ou non, puis une année après la décision. Elle va mettre en lumière que « le problème moral est davantage provoqué par un conflit de responsabilités que par des droits incompatibles, et demande pour être résolu un mode de pensée plus contextuel et narratif que formel et abstrait »[96]. Le moteur de l'action s'appuie sur les sentiments, qui ne sont pas un frein à la prise de la décision juste. C'est ce qui permet une plus grande finesse dans la compréhension des enjeux. De même, les intérêts, les désirs de chaque personne qui sera touchée par la décision sont considérés avec attention. Gilligan montre que s'appuyer sur la subjectivité est un chemin autre que celui des Idées, certes, mais tout aussi légitime et pourtant dévalorisé pour prendre des décisions. Le sentiment est confondu avec le sentimentalisme et perçu comme le contraire de la raison. Plutôt que de raisonner par articulation, l'on raisonne par les contraires. En faisant cela, nous appauvrissons la réflexion et l'agir prudentiel.

Si nous n'entrerons pas dans la question polémique d'une éthique qui serait une façon de penser davantage féminine, d'autant plus que son dernier ouvrage essaie de sortir de cette question du genre, il est à noter qu'en conceptualisant le fait que cette éthique est féminine, Gilligan s'appuyait sur un contexte historique. Ce contexte dévoilerait un fonctionnement de la moralité distinct entre la sphère privée et la sphère publique. Les éthiques

95 Carol Gilligan, *Une voix humaine, l'éthique du care revisitée*, traduit de l'anglais par Cécile Roche, Paris, Climats, 2024, p. 16.

96 Carol Gilligan, *Une voix différente*, *op. cit.*, p. 40.

du *care* affirment l'importance du soin dans la vie quotidienne parce que tout un chacun est vulnérable. Cette valeur soignante qu'est le soin apporté au plus vulnérable, historiquement, s'est vue attribuée aux femmes. Dans la banalité du quotidien, les femmes ont développé un agir particulier qui porte une attention à l'enfant malade, à la personne âgée isolée. Ce sont des activités qui s'attachent aux relations et qui ne « produisent pas de richesses ». Ce qui a été ignoré, c'est que ces activités, qui ne fabriquent rien, sont indispensables pour accéder à une vie bonne et heureuse. « Une éthique du bien-être (*care*) de l'autre repose sur une logique psychologique des relations humaines, ce qui contraste avec la logique formelle de l'équité et sur laquelle est fondée la conception de justice »[97]. Ce sont les valeurs soignantes qui sont un enjeu. Elles commencent à se dévoiler comme absolument fondamentales pour toutes vies communes et elles trouvent leur première formulation ici[98]. La relation de soin ne peut se résumer à la question du genre, elle manifeste l'interdépendance entre vivants. Tous fragiles, nous avons besoin de soin. L'intersubjectivité fonde la relation et révèle l'interdépendance entre nos vies qui pourtant semblent si différentes ou éloignées.

Il s'agit, dans la relation de soin d'intégrer l'interdépendance entre chaque vivant, car chacun fait l'expérience de sa propre vulnérabilité. Sans soin, la vie humaine s'appauvrit dangereusement, elle s'éteint. Ce n'est donc pas une question de féminité ou de virilité dans le soin, mais bien d'une voix humaine qui cherche sa voie dans les différentes allures de la vie qu'il nous est donné de vivre. Pour Joan Tronto, qui reprendra à son compte la réflexion de Carol Gilligan, le *care* est un domaine d'activité très vaste. Il est défini comme « une activité générique qui comprend tout ce que nous faisons pour maintenir, perpétuer et réparer notre "monde", de sorte que nous puissions y vivre aussi bien que possible. Ce

97 *Ibid.*, p. 121.

98 Pour travailler la question de la valeur soignante qui irrigue l'ensemble de la société, il est utile de renvoyer ici à l'excellent livre de Bruno Dellaporta et de Faroudja Hocini, *Tuer les gens, tuer la terre*, Paris, Broché, 2024, où les deux auteurs s'emploient à démontrer que les valeurs du soin sont fondamentales tant pour les hommes entre eux que pour tous les vivants. Sans sollicitude, aucune vie n'est possible, quelle qu'elle soit. L'homme doit cultiver la sollicitude pour toute expression du vivant faute de quoi il ne peut parvenir à la vie bonne.

monde comprend nos corps, nous-mêmes et notre environnement, tous les éléments que nous cherchons à relier en un réseau complexe, en soutien à la vie »[99]. La valeur du soin est créatrice de vie, de relation, de bien-être et de bonheur dans les relations familiales, dans les quartiers, des villes, dans les institutions soignantes, éducatrices, environnementales et politiques. C'est une théorie qui devient politique, elle sert la cité. Prendre en compte l'environnement social dans lequel on se trouve est nécessaire pour agir pragmatiquement et justement, prudentiellement. En choisissant de développer cette voix humaine, l'on s'approche à bien des égards de la philosophie henryenne, qui part du *pathos*, pour aller au « *pathos* avec ». Mais avant de considérer cet aspect des éthiques du *care* il nous faut déjà comprendre ce qu'est le prendre soin.

99 Joan Tronto, *Un monde vulnérable. Pour une politique du Care*, traduction Hervé Mary, Paris, La Découverte, 2003, p. 143.

2.

Les 4 moments du prendre soin : écouter, nommer, assumer, laisser l'autre me donner quelque chose en retour

Prendre soin signifie tout à la fois être attentif aux besoins de quelqu'un, veiller à ce que ce qui est nécessaire soit accordé ou donné, mais aussi porter le souci de quelqu'un ou de quelque chose, en « porter le souci » jusqu'à en avoir du chagrin. Se fraye d'ores et déjà « l'attention portée à » qui amène inquiétude et intranquillité. Joan Tronto prend le temps de définir les étapes constitutives du soin pour permettre à chacun de prendre conscience de ce qu'il fait lorsqu'il porte attention à autrui ou au vivant. Ces étapes sont nécessaires pour ajuster son action et agir de façon prudente et sage. Veiller aux différentes étapes du soin, c'est veiller à ce que son action réalise effectivement ce qui est visé. L'intention se manifeste dans les actes engagés.

La première étape oblige à écouter. Le soignant doit s'enquérir d'un besoin. Il faut cultiver une attention à l'autre pour pouvoir écouter ce que dit la plainte. Être attentif nécessite une disposition intérieure que l'on fait grandir. *L'attentio* implique de se tourner vers l'autre, de se rendre disponible pour l'autre. Pour reprendre de très belles pages d'Heidegger sur le souci, « La *perfectio* de l'homme, autrement dit le fait qu'il devienne ce qu'il peut être en son être-libre pour ses possibilités les plus propres (dans le projet), est un "achèvement" du "souci". Mais celui-ci détermine co-originairement le mode fondamental de cet étant, par lequel il est livré au monde de la préoccupation (être-jeté). L'"équivoque" de *cura* vise une seule constitution fondamentale selon la structure essentiellement duelle du projet jeté »[100]. Le *Sorge* est lié au *cura*, l'on retrouve le fait que, pour prendre soin, il faut porter une inquiétude. Cette inquiétude pour autrui est une inquiétude tournée vers autrui. Le soignant se tourne vers l'autre. Il se met en tension pour rejoindre l'autre, pour écouter ce qu'il dit. Il s'agit de comprendre non seulement les paroles, mais aussi les gestes verbaux, les silences, jusqu'aux soupirs. C'est ce qui permet de rejoindre l'homme souffrant dans sa plainte ou son cri. Le soignant cultive une disponibilité – conçue comme porter la peine – pour voir, toucher, écouter et comprendre celui qui souffre. Ou comprendre ce qui est nécessaire aux soins de celui qui souffre.

Après avoir écouté la plainte, s'être rendu disponible pour autrui, le soignant passe à la seconde étape du prendre soin. Celle-ci revient à nommer le besoin. Le soignant se sent responsable du besoin exprimé et va essayer de le prendre en charge. Il se meut ainsi vers l'autre, qui lui est confié dans la relation de soin, pour devenir responsable de ce besoin précis et apporter une réponse effective à ce qui est exprimé par le patient, puis reconnu par le soignant. L'art de la reformulation est ici une aide précieuse pour être certain de ne pas avoir projeté ce dont le soignant aurait eu, lui, besoin et s'assurer ainsi d'avoir bien compris ce qui était demandé.

Après avoir nommé le besoin, reformulé la plainte, nous pouvons arriver à la troisième étape du prendre soin qui implique d'assumer la demande pour agir. Le soignant engage un geste, et plus que cela, il s'engage dans le prendre soin. Cet engagement fait nécessairement apparaître la dimension d'alliance avec celui qui souffre. Pour soigner, il faut entrer en relation. La dimension affective et interpersonnelle du soin ne peut être négligée. Elle est indispensable pour que le soin tienne compte de la globalité de la personne. On ne peut soigner un rein seul. Il faut veiller à

100 Martin Heidegger, *Être et temps*, traduction Martineau en ligne, Heidegger_etre_et_temps.pdf (free.fr), §42, p. 164.

l'ensemble de la personne, à son environnement social. Il faut considérer le patient dans la globalité de son existence pour que ce dernier puisse se soumettre au rythme des dialyses par exemple, en attendant une greffe. Le patient doit être co-créateur du soin, ou a minima partenaire du soin administré. Le soignant, par la suite, veille à ce que les traitements antirejet soient pris tout au long de l'existence. Si l'on soigne uniquement l'organe du patient, l'équipe soignante risque de se retrouver en échec thérapeutique, car le patient peut en conclure qu'il vaut mieux refuser les soins. Assumer un soin implique de s'engager personnellement pour aller à la rencontre d'autrui et, effectivement, porter sa peine, non pas dans la fusion, ni dans sa totalité, mais en mobilisant à la fois sa propre personne dans son affectivité et dans ses compétences soignantes.

La dernière étape[101] du prendre soin, c'est permettre à celui qui est soigné de répondre à celui qui soigne. La réponse du bénéficiaire du soin n'est pas anecdotique. Elle permet de préserver la relation de personne à personne et se prémunir d'une relation de type dominant/dominé. Ici apparaissent d'ores et déjà les belles notions de fraternité, de subsidiarité, de mutualité et de réciprocité, si importante pour toute relation humaine.

Chacune de ses étapes peut faire l'objet d'une difficulté, d'un manque. On pourrait croire que seuls l'écoute (étape 1) ou le fait de laisser l'autre me donner quelque chose (étape 4) sont les plus faciles à malmener. Mais, il nous est tout à fait possible de reconnaître un besoin d'autrui et ne pas nous en sentir responsables (étape 2), où de nous en sentir responsables, mais ne pas nous mettre en action pour prodiguer un soin (étape 3).

Lorsque les services de soins palliatifs accompagnent les agonies de leurs patients, ils se soumettent à ces différentes étapes. Ils écoutent les besoins de chaque patient pour mieux comprendre comment y répondre et comment servir le vivant jusqu'à son dernier souffle. Ils font l'effort de s'adapter à ce que le patient vit, à ce qu'il est, à son environnement économique, social, affectif, familial, spirituel. Les choix posés pour prendre soin de celui qui meurt

101 Ces étapes du soin sont décrites par Joan Tronto *Un monde vulnérable. Pour une politique du Care*, traduction Hervé Mary, Paris, La Découverte, 2003, p. 143-150.

découlent de cette écoute et de l'attention portée à cet homme ou cette femme. Responsables de cet ultime passage dans notre monde, les soignants s'évertuent à trouver les bonnes clefs pour apaiser, soulager, accompagner, toujours un pas derrière celui qui souffre et qui meurt. Ici, la « neutralité bienveillante » ne peut exister, car on ne peut faire autrement que s'engager personnellement dans la relation, avec ses propres ressources, pour aller vers l'autre, le rejoindre. À la neutralité bienveillante, mal nommée, il faudrait préférer l'« accueil inconditionnel ». L'accueil inconditionnel est bien plus représentatif d'une prise en soin attentive que la « neutralité bienveillante ».

Du violoncelle pour apaiser les cœurs, aux massages pour soulager l'angoisse de celui qui passe, de la socio-esthéticienne qui propose soin, maquillage et massage des corps, des paroles prononcées avec soin pour offrir des respirations (des soupirs dit-on en musique lorsque le silence se fait long), des thérapeutiques proposées puis engagées en fonction de ce qui est livré de sa vision de la vie, jusque dans la mort… Les soignants s'engagent pour servir la personne patiente, *alter ego*. Elle est reconnue comme celle qui nous est proche. Le soignant s'engage avec ses propres compétences soignantes, mais aussi avec ses compétences relationnelles et sa façon, particulière, d'entrer en relation et d'apprivoiser l'autre qui lui est confié. L'attention portée à celui qui souffre, qui se voit reconnu comme un frère, permet de se laisser un espace à soi-même, un espace à l'autre pour que chacun puisse s'enraciner dans son sol, dans sa chair, et rejoindre « la nappe phréatique et souterraine de la communauté des vivants ». Dès lors, prendre soin sollicite le soignant dans une habitude, une disposition constituée à agir de la bonne façon.

L'on retrouve ici les éthiques de la vertu qui nous apprennent à cultiver la recherche de l'action droite et belle au bon moment, pour la pratique d'un art prudentiel et persévérant. Cependant, cette disponibilité accordée à l'autre est une motion intérieure, un engagement que seul le soignant peut choisir. L'habitude morale s'entretient dans le quotidien le plus simple. Les éthiques du *care* possèdent une tentation idéaliste faisant le lit d'un oubli de soi du soignant dans le geste du soin. Ce qui peut le conduire à l'épuisement professionnel. Si l'effort est inhérent à toute vie humaine, il est nécessaire de préserver un équilibre entre bonne et mauvaise fatigue. L'éthique du *care* pourrait devenir le fait uniquement de héros ou de saint, et c'est à cela qu'il faut résister pour montrer à quel point le soin est inhérent à toute existence. Défendre les éthiques de la sollicitude, c'est faire un nouvel effort pour ramener ces éthiques à leurs racines ontologiques. Les enraciner dans l'incarnation, dans l'homme chair. L'on peut prendre en compte les deux subjectivités : celle du soignant comme celle du soigné. Chacun est reconnu dans sa singularité propre. Toute épreuve de vulnérabilité devient une occasion de dévoiler le sujet dans son *pathos* propre. L'un révèle sa misère, sa vulnérabilité, en exprimant ses besoins. L'autre développe ses pouvoirs pour mieux soigner celui qu'il rencontre. Ce pouvoir développé ne doit pas devenir pouvoir sur l'autre, puissance exercée sur l'autre. Partir du *pathos* permet d'équilibrer la relation pour fonder la fraternité. C'est ainsi que la philosophie henryenne permet de poser ontologiquement la relation de soin pour se prémunir des abus de pouvoir, des abus de faiblesse, ou du sacrifice de soi (à différencier de l'offrande de soi-même) et chercher à rejoindre l'homme qui souffre, non pas comme un souffrant qui est mis à distance, ni comme un mourant, mais avant tout comme celui qui est mon frère. L'incarnation devient le lieu permettant de nous prémunir d'une tentation compassionnelle pour entrer de plain-pied dans la vertu de compassion. Se préserver de la tentation compassionnelle, c'est reconnaître aussi qu'elle est toujours possible, en raison même de la fragilité et de la faillibilité inhérentes à toute existence humaine.

3.

Quelles résonances avec la philosophie de l'incarnation ?

L'effort intellectuel que nous faisons, c'est de tenter de fonder le soin sur l'incarnation, ancrer l'éthique dans l'ontologie, la science de l'être. C'est sur le « *pathos* avec » qu'il nous est véritablement possible de fonder le soin, car c'est parce que nous sommes des *pathos*, capables de pâtir avec, que nous pouvons nous rencontrer. La communauté invisible que forment les soignants et les soignés se découvre fraternelle (1). Parce qu'elle est fraternelle, elle peut permettre l'amitié (2). Parce qu'elle peut permettre l'amitié, elle engage toute alliance soignante à porter une attention particulière à la mutualité et la réciprocité (3).

1 | Fraternité

Les éthiques de la sollicitude prêtent attention à la question de la vulnérabilité. Chaque homme ne peut être autre chose que lui même. C'est ce que nous a appris Michel Henry avec ses concepts de passivité et de pauvreté. Il nous faut faire le passage entre cette passivité et cette pauvreté et le fait de prendre soin de l'autre, d'en être responsable.

Nous avons vu qu'avec le « *pathos* avec », il nous est possible de rencontrer l'autre sur ce Fond originaire et commun à tous. Nous partageons la même origine que nous soyons soignants ou soignés. C'est en prenant appui sur ce Fond qu'effectivement nous pouvons nous rencontrer et former une communauté. Le fait même de ne pouvoir s'échapper à soi-même, d'être prisonnier de soi, pris dans l'épreuve du soi qui fonde l'épreuve du soin, devient l'assise du soin et de l'éthique de la sollicitude. Du soi au soin, du soin au soi. Prendre soin trouve son origine dans la fraternité charnelle et originelle. C'est dans cette fraternité que se niche l'impératif éthique de soulager les douleurs et les souffrances des patients. C'est par cette fraternité que s'impose le pacte de non-abandon de ses patients. C'est sur cette fraternité que repose toute possibilité d'alliance soignante.

Est-ce que la chair, dans sa révélation pathétique, peut permettre de penser « la clinique du sale »[102] ? L'affectivité fonde l'intériorité. Tous les sentiments, dans leurs différentes tonalités, sont nécessaires au soin, de l'amour à la haine, de la compassion au rejet, de l'harmonie au conflit, du bien-être au malaise, du soin « propre » au soin « sale ». Le soin est pris dans la banalité pathétique de la vie quotidienne. Comment penser une clinique de l'indigne ? Il ne peut y avoir d'« indigne » sur le plan ontologique (alors que cela est possible lorsque l'on observe nos existences matérielles et concrètes). C'est ce que nous devons fonder. Les éthiques de la sollicitude appellent à travailler sur les sentiments que l'on peut éprouver. Elles transforment le dégoût en attrait, le mouvement de fuite en action de compassion. Le soignant ne cesse de travailler sur ce qu'il ressent pour le dépasser. S'il s'agit effectivement de dépasser ces affects, alors nous pouvons affirmer avec Henry, que le soin devient le lieu de la négation de soi et de sa propre tonalité d'être au monde. Le soin devient la négation de la voix qui nous enracine dans le monde : le *pathos*, au profit de représentations et d'idées. La philosophie henryenne fonctionne comme un antidote pour nous prémunir de toute négation de soi dans le soin.

La subjectivité nécessaire pour engager toute relation soignante se dévoile, nous l'avons vu, non pas dans la transcendance du monde, mais bien dans l'immanence de chaque sujet. Reconnaître l'autre passe par la reconnaissance de notre origine, qui est aussi

102 Termes empruntés à Cynthia Fleury qu'elle développe dans son récent ouvrage *La clinique de la dignité*, Paris, Seuil, 2023.

celle de l'autre, qui est la Vie. La Vie se dévoile comme celle qui est à la racine de ma vie comme à la racine de celle de l'*alter ego*. Ainsi la Vie se déploie dans la communauté des vivants, car la Vie est la possibilité de toute communauté. Le monde n'est pas la chair. Si le monde permet l'apparaître des corps, des objets, des corps biologiques, il n'est pas à l'origine de l'incarnation. L'incarnation est le propre de l'homme, le propre des vivants. Ce qui est en commun à tous les corps, c'est la façon d'apparaître. Ce qui est en commun à la chair, c'est que tous nous possédons le même mode d'apparition dans la Vie, dans la révélation pathétique de la chair, par l'auto-affection. La communauté de vivants, et donc la communauté de soignants, n'est pas une somme d'ipséités posées dans le monde. Chaque ipséité appartient à la même communauté invisible qui dévoile un peu plus la Vie en elle-même. « La vie est la subjectivité absolue en tant qu'elle s'éprouve elle-même et n'est rien d'autre que cela, le pur fait de s'éprouver soi-même immédiatement et sans distance. Voilà donc ce qui constitue l'essence de toute communauté possible, ce qui est en commun »[103].

En veillant à ce que l'on éprouve, comme lieu de rencontre avec soi et de rencontre avec l'autre, Henry pose les prémices d'une philosophie de l'effort qui n'est pas sacrificielle, mais un effort comme acte de consécration à autrui, comme offrande. L'origine de notre vie, qui nous fonde comme sujet, dévoile notre différence irréductible tout comme notre proximité. Cette proximité se dit en un mot : fils de la Vie, tout comme autrui. Nous sommes frères. Même et autre sont indéfectiblement liés dans la naissance de chaque Ipséité. C'est pourquoi toute communauté est pulsionnelle, pathétique, affective et invisible : « toute communauté est par essence affective, et du même coup pulsionnelle – et cela concerne non pas seulement les communautés fondamentales de la société, le couple, la famille, mais toute communauté en général, quels que soient ses intérêts et ses motivations explicites »[104]. La vie de chaque Ipséité et la fraternité de chaque Ipséité ne peuvent se fonder que sur ce fond de la vie : « car tel est le mystère de la vie : que le vivant est coextensif au Tout de la vie en lui, que tout en lui est sa propre vie. Le vivant ne s'est pas fondé lui-même, il

103 Henry, M., *Phénoménologie matérielle*, Paris, PUF, 1990, p. 576.
104 *Ibid.*, p. 163.

a un Fond qui est la vie, mais ce Fond n'est pas différent de lui, il est l'autoaffection en laquelle il s'auto-affecte et à laquelle, de cette façon, il s'identifie »[105].

Chaque Ipséité est affirmée dans sa singularité, dans son originalité, et dans sa filiation. L'intersubjectivité, la relation de soin ne sont possibles qu'en puisant son Fond dans la Vie. Dans *C'est Moi la Vérité*, Henry va travailler l'apparaître de l'Ipséité comme manifestation par la chair du *pathos*. Le monde donne son apparaître de façon privilégiée par le visible. Ce n'est donc pas lui qui peut fonder la fraternité ni la conscience qui se manifeste dans la distance de soi à soi, seul le *pathos* peut le faire. La généalogie de la Vie nous conduit à affirmer l'autre comme celui qui est mon frère. Ce n'est pas une relation de pouvoir ni une relation asymétrique qui se tisse dans la chair, mais une relation d'égal à égal, chacun étant digne. Le soin devient une co-création partagée (soignants et soignés), le patient devient un partenaire du soin. La généalogie du monde nous enracine dans une histoire : celles de nos parents, de nos grands-parents, de nos arrière-grands parents. Elle nous fait entrapercevoir la fraternité pour nous conduire à la fraternité radicale. La Vie acosmique et invisible fonde la fraternité radicalement. D'elle découle toute communauté. Il n'y a plus de question de race, d'homme, de femme : seule compte la chair. Nous sommes ontologiquement tous fils de la Vie et donc tous frères. Le rythme ternaire de l'éthique qui appelle à s'aimer soi-même, à aimer la Vie/Dieu et à aimer autrui donne un tempo particulier à l'éthique du soin enracinée dans l'immanence.

Accompagner l'homme qui meurt, c'est faire l'épreuve de la fraternité au sein de sa vie propre. C'est faire l'épreuve de la fraternité auprès d'autrui. C'est pourquoi au sein de la chair, Henry, lorsqu'il va dégager une Archi-Chair qui fonde les chairs vivantes de chacun, et un Archi-Fils, nous fait comprendre la création des autres fils que sont tous les vivants. Puisque la chair est une ontologie, elle appartient à l'immanence. Elle se déploie en dehors de toute temporalité. La naissance n'est plus une venue au monde, mais une venue dans la Vie. Le premier vivant qu'est l'Archi-Fils n'est pas un procès issu de la Vie, car il n'est pas contingent à la Vie, mais il lui est intérieur et consubstantiel. Il n'y a pas d'engen-

105 Henry, M., *Incarnation. Une philosophie de la chair*, Paris, Seuil, 2000, p. 177.

drement, mais un auto-engendrement. Pour ne pas perdre notre fil rouge du soin, nous allons réaffirmer qu'au sein de la chair, ce n'est pas tant l'Ipséité de mon moi qui prime et qui fonde ma relation à autrui, mais bien la Vie qui m'enjoint à reconnaître l'autre. Plus qu'un autre, il est comme un semblable, comme un frère. La maternité et la paternité de la Vie nous conduit à la sororité, la fraternité pour *l'alter ego*, qui est aussi un patient.

La fraternité à laquelle nous sommes convoqués est transgénérationnelle. Elle nous oblige. Cette responsabilité est due aux hommes qui sont passés, nos ancêtres, aux hommes qui nous sont contemporains et à ceux qui nous suivront. La fraternité que nous portons et qui nous enjoint à la responsabilité morale dépasse la sollicitude. Elle nous oblige à être responsables de tous les hommes, quels qu'ils soient, présents ou absents du monde. Ici s'enracine la nécessité de prendre soin des morts : les soins des corps, les adieux aux visages… etc. Le principe de responsabilité de Jonas se trouve renouvelé dans un lien charnel beaucoup plus fort que la simple volonté de préserver le monde pour notre descendance. Ceux qui nous suivront sont plus que des altérités silencieuses et non existantes. Ils sont d'ores et déjà vivants. Nous en sommes les frères et les sœurs. L'injonction éthique se déploie tout autant dans le présent que dans le passé et dans le futur. L'éthique de la sollicitude est toujours contextuelle : il faut que je rencontre un homme pour pouvoir lui porter secours. L'éthique de la chair est exigeante, car il n'y a pas d'indignité possible – face à la démence, face à la conscience altérée – les frontières de notre humanité ne se disent plus par l'expression d'une conscience qui affirme un « Je ». Elle se comprend comme une chair vivante, affective, présente au monde, livrée parfois pour elle-même, sans autre défense que ceux et celles qui assument la fraternité. Les soignants portent cette responsabilité. C'est là que nous sommes convoqués dans notre humanité pour servir celle des autres. Il nous appartient d'actualiser la fraternité ontologique dans nos actions et de déployer la vertu de compassion, dans un effort sans cesse répété, toujours à affiner. *L'habitus* moral que l'homme développe dans l'exercice de la sollicitude et de la compassion l'éduque à se comprendre comme frère de tout homme. Il devient ainsi responsable, dans la chair et par ses actions, de son prochain. La sollicitude est la transcription mondaine de la fraternité ontologique, tout comme la naissance d'un enfant, inscrit dans une généalogie « biologique » est la transcription d'une autre généalogie : celle de la Vie qui nous fait tous être des frères.

2 | Amitié

La fraternité, fondée ontologiquement, ne présume pas pour autant de la liberté de chacun de la choisir. La fraternité ne se choisit pas. Elle est. Il faut cependant qu'elle puisse devenir agissante. Or toute fratrie sait d'expérience que la fraternité ou la sororité n'est jamais acquise, qu'elle engage des efforts, une volonté, pour qu'elle puisse advenir. C'est sur cette fraternité que se fonde toute relation humaine, celle du père et de la mère face à leurs enfants, celles des amants, celles des amis. Toutes ces relations déclinent des façons particulières de se donner au sein d'une relation. Toutes tiennent leurs assises de la fraternité. Dans la relation de soin, la façon de se donner qu'il est nécessaire de privilégier se nomme amitié.

Si l'éthique est bien la recherche, selon la fameuse formule de Ricœur, de « la vie bonne avec et pour autrui dans des institutions justes »[106], alors, au sein de toute relation et institution soignante, il s'agit d'honorer une tradition d'amitié. Cette amitié n'est pas n'importe laquelle. Rechercher la vie bonne implique une approche faite de médiation entre des universaux moraux fondés par la raison, leurs actualisations pratiques, que nous enracinons dans une éthique de la Vie. Le « avec et pour autrui », dans ses racines pathétiques, implique de s'appuyer sur soi comme sur l'autre pour véritablement entrer en relation. Il existe une interdépendance des autres, fondée par la vulnérabilité. C'est ce que nous expliquent les éthiques de la sollicitude. Cette interdépendance, nous la fondons dans le pâtir. C'est dans cette relation d'interdépendance, d'intersubjectivité que toute communauté et toute communion se nichent. Aussi, si effectivement « l'homme heureux a besoin d'amis »[107], comme l'explique Aristote, alors, pour parvenir à la vie heureuse ou la vie bonne, nous avons besoin des autres. Nous ne pouvons nous priver des autres, nous avons besoin de l'altérité.

106 Paul Ricœur, *Soi-même comme un autre*, Paris, Seuil, 1990, p. 202.
107 Aristote, *Éthique à Nicomaque*, traduction J. Tricot, Paris, Vrin, 1994, IX, 9, p. 468.

C'est en nous inspirant du Stagirite que nous allons défendre notre idée d'amitié, nécessaire à la relation soignante. Pour Aristote, il existe trois types d'amitiés : celles qui sont utiles, celles qui sont agréables et celles qui sont bonnes. L'amitié réclame la mutualité et la réciprocité. La réciprocité, c'est ce que souligne l'éthique de la sollicitude lorsqu'elle explique qu'il faut laisser celui qui reçoit donner quelque chose à son tour pour accomplir le soin. Parler de réciprocité oblige à distinguer l'amour *philia* de l'amour *agapè* car *l'agapè* ne réclame pas la réciprocité, et ne disparaît pas sans réciprocité. La *philia,* quant à elle, s'appuie sur la réciprocité. Elle se nourrit de la réponse de l'autre pour pouvoir se développer. L'amitié se manifeste bien dans un lien affectif et partagé où les deux personnes sont actrices pour entretenir ce lien. Les soignants le savent d'expérience, rien ne peut se faire sans l'acquiescement d'un patient. L'on peut souffrir de savoir ce qu'il faudrait pour l'autre pour le soulager, s'il ne veut rien entendre, rien ne sera possible.

L'amitié en vue du plaisir n'est pas la forme la plus aboutie de l'amitié. Elle s'appuie sur les sens pour permettre la rencontre. Ce type d'amitié reste fragile quand bien même il peut être un début de relation. L'amitié selon l'intérêt est l'amitié qui prévaut dans les institutions et dans les cités. Elle permet d'être attentif aux besoins de chacun. Chacun est reconnu dans sa dimension d'*alter ego*. Cette amitié, basique, que nous rencontrons lorsque nous échangeons avec notre boulanger, notre facteur, est l'amitié dite « utile ». C'est ce type d'amitié qui permet la concorde civile, qui fonde les règles de politesses. Cette amitié est le degré, certes le plus bas, mais le plus indispensable à toute relation de soin. Car le soignant est sollicité sur des compétences par le patient, et le patient attend de ce dernier qu'il puisse répondre à sa plainte en prenant appui sur des compétences. La question de l'utilité est ici non négligeable. Au sein de l'alliance thérapeutique, celui qui a sollicité le soignant lui demande d'agir en vue d'obtenir une guérison, ou à tout le moins un soulagement et un accompagnement. Cette amitié fonde le pacte de non-abandon demandé par la société aux soignants.

L'amitié place devant le sujet un *alter ego* qui est un tiers reconnu à la fois comme celui qui est semblable tout en étant différent. C'est pourquoi l'amitié nécessite la sollicitude (le *care*) définie comme « une spontanéité bienveillante, intimement liée à l'estime de soi au sein de la visée bonne »[108]. Aristote dès son chapitre 2 du livre VIII explique que l'attachement aux choses ne peut se comparer à l'amitié. Le vin ne peut vouloir le bien de celui qui le boit. L'amitié c'est se vouloir mutuellement du bien. La *philèsis* n'est donc pas la *philia*. Mais la bienveillance n'est pas encore la *philia* en raison même de son manque de réciprocité. L'amitié nécessite la mutualité et la réciprocité. Cette amitié est à cultiver, car elle permet aux soignants de ne pas être des prescripteurs, mobilisés uniquement sur leurs compétences, mais aussi des acteurs qui s'engagent en prenant appui sur leurs compétences pour pouvoir mieux soigner l'autre. De cette relation courtoise naissent les conditions rendant possible la survenue du soin dans son unicité et son originalité. Deux personnes, vivant la mutualité et la réciprocité, vont pouvoir s'affirmer dans leurs ipséités, aidées par l'autre, en apportant chacune leur génie propre.

3 | Mutualité et réciprocité

Le génie propre de chacun ne peut être servi que dans un cadre de confiance réciproque, permettant la mutualité et la réciprocité. L'action de soigner ne peut se faire au déficit de l'un et au profit de l'autre. Soignants et soignés doivent pouvoir observer un accroissement de leurs ipséités. Cela signifie qu'il est nécessaire pour le soignant de posséder une juste estime de soi. Pour Ricœur, l'estime de soi ne peut se fonder que par le rapport que l'on construit avec l'autre. Dès lors, la sollicitude est un des plus courts chemins pour se découvrir soi comme un soi. Dans la dialectique de *l'ipse* et de *l'idem*, le même et l'autre sont deux mouvements naturels, dans la reconnaissance du semblable, comme celui qui est radicalement autre et radicalement proche. Dans cette proximité qu'offre la fraternité, qui se dévoile dans l'amitié, l'autre provoque pour Ricœur le passage d'un moi individuel à un moi réflexif, un moi narratif. De ce « Je » qui s'éprouve sans distance à soi-même, en soi même, nous découvrons par l'autre la possibilité d'une distance à soi pour mieux comprendre les variations de cet *ipse* et de cet *idem*. L'autre permet le passage de la phénoménologie non intentionnelle à la nécessité de la conscience qui se dévoile. Partant d'un

108 Paul Ricœur, *Soi-même comme un autre*, *op. cit.*, p. 222.

pathos partagé, l'homme découvre cette distance à soi, permise par l'autre, qui autorise « l'avec » et « pour l'autre », fondé dans le « *pathos* avec ».

La relation de mutualité et de réciprocité que développe Ricœur ressemble à une promesse faite avant tout à soi-même. La dialectique *ipse idem* enjoint à la fidélité à soi-même, malgré tous les changements et les bouleversements auxquels l'existence nous soumet. Or, dans les grandes épreuves de la vie, ce qui semble le plus remis en cause, c'est cette capacité de se reconnaître comme celui que nous sommes, que nous avons toujours été. Dans la maladie, dans l'épreuve de la mort, lorsque les diminutions et les pertes semblent éparpiller notre être, la promesse de l'amitié nous convoque à la responsabilité. Elle nous oblige à nous retrouver nous-mêmes, fidèles à nous, comme à autrui. L'hostilité de ce qui est méconnaissable peut aussi être le chemin proposant l'hospitalité vis-à-vis de soi et vis-à-vis des autres. Une éthique du *pathos*, du « *pathos avec* » nous engage à développer sans cesse cette hospitalité, de soi à soi, comme, de soi pour les autres. L'acte soignant par excellence est ce travail du soignant. Travail qui permet des retrouvailles face à soi-même, une hospitalité de soi à soi, dans le *pathos*. C'est ce chemin qu'empruntent les soins palliatifs en ne devançant jamais leurs patients, mais en restant à leurs côtés, avec une seule promesse : « nous ne vous abandonnerons pas ». C'est cette hospitalité qu'il faut redécouvrir pour l'ensemble du soin afin de le revitaliser et ne pas le laisser écraser par les techniques et les protocoles, car le risque est que le sens du soin s'épuise.

La fidélité à soi rend possible l'estime de soi. Pour être fidèle à soi, il faut pouvoir former un récit raconté, énoncé, dit. Dans l'histoire, le mouvement et la dynamique du récit font advenir le fil conducteur. L'amitié, par ce vis-à-vis qu'elle offre, appelle le récit, engage une parole. Accueillir autrui dans la durée nécessite tout à la fois une reconnaissance de l'autre par une attention particulière portée à la bienveillance, donc à une bonté inhérente au soi. Cette bonté trouve ses racines dans la bonté de la Vie qui suscite chaque Ipséité à la Vie. Cette bonté est pour les autres et le soi. La bienveillance pour Ricœur est première en tant qu'elle fonde l'estime de soi, ce qui permet la sollicitude et la reconnaissance d'autrui.

Or toute expérience de souffrance brise le sujet. La sollicitude du soignant est précisément de permettre à celui qui fait l'expérience de la souffrance, vécue comme un écrasement de soi contre soi sans issue ni échappatoire, de revenir à un fil, une trame, permettant l'expression de soi. « Il procède de l'autre souffrant un donné qui n'est précisément plus puisé dans sa puissance d'agir et d'exister, mais dans sa faiblesse même. C'est peut-être là l'épreuve de la sollicitude, que l'inégalité de puissance vienne être compensée par une authentique réciprocité dans l'échange, laquelle, à l'heure de l'agonie, se réfugie dans le murmure partagé des voix, ou l'étreinte débile des mains »[109]. La relation soignante soignée, asymétrique si l'on se situe sur le plan des savoirs, par l'épreuve de l'altérité, permet de retrouver une dimension d'égal à égal. C'est pourquoi la sollicitude est la marque suprême de l'amitié pour Ricœur, car elle restaure dans son identité autrui qui est malmené. Elle œuvre à une juste estime de soi nécessaire à toute relation.

Prendre soin de ceux qui sont des vivants jusqu'à la mort, c'est œuvrer pour permettre à l'autre de retrouver le sol de son action, le *pathos* de la chair. Par la sollicitude, l'amitié rend à autrui sa dimension irremplaçable. Parce qu'il y a réciprocité, nous sommes restaurés dans notre valeur. « Ce que la sollicitude ajoute, c'est la dimension de valeur qui fait que chaque personne est irremplaçable dans notre affection et dans notre estime (…). C'est d'abord pour l'autre que je suis irremplaçable. En ce sens, la sollicitude répond à l'estime de l'autre pour moi-même »[110]. L'épreuve de la fin de vie, accompagnée par les soignants, manifeste l'effort d'attention portée à chacun des patients. Ainsi des trésors d'énergie sont déployés pour tenter d'esquisser une réponse avec celui qui souffre et à ses côtés. Or, l'expérience de la fin de vie et de l'agonie sont par excellence des expériences paroxystiques de pauvreté et de dépouillement. Dès lors, comment parvenir à servir ce sujet pour qu'il puisse encore affirmer quelque chose de soi et pour soi ? Servir le déploiement du sujet, qu'il soit patient ou soignant, implique-t-il des conséquences sur l'organisation d'un service ? Comment s'organisent les services de soins palliatifs ?

109 *Ibid.*, p. 223.
110 *Ibid.*, p. 225.

4.

Quelles résonances avec l'organisation d'un service ?

Les soins palliatifs ont cette particularité de travailler de façon très pluridisciplinaire. Tous les soignants, quelles que soient leurs fonctions, sont sollicités pour donner un avis sur chaque patient afin de pouvoir travailler ensemble pour œuvrer au bien du patient, et a *minima,* à son bien-être. Ce qui engage une façon particulière de travailler qui s'appuie sur la possibilité pour chacun de développer ses propres compétences et donc son « Je Peux ». C'est ainsi qu'il faut penser au sein des services hospitaliers le principe de subsidiarité (1). Ce principe oblige chacun à poser des jugements (2). En fonction de ce jugement, cela permet aux soignants d'entrer dans la persévérance de la responsabilité pour autrui (3) tout en conservant une grande humilité (4).

1 | Subsidiarité

Pourquoi parlons-nous du principe de subsidiarité au sein de l'univers hospitalier ? Tout simplement parce que ce principe permet d'affirmer l'importance, pour chacun, de développer ses propres pouvoirs, jusqu'au bout de ses capacités. Le fait de développer son « Je Peux », encouragé par la communauté qui l'entoure, garantit à tous la possibilité d'un développement personnel propice à l'épanouissement. Partant de l'Ipséité, dans une juste estime de soi, chacun agit. Dans l'histoire des idées, le principe de subsidiarité est lié à la politique, c'est d'ailleurs sur cette question qu'ont porté les excellents travaux de Chantal Delsol[111] à ce sujet. Or, il peut aussi nous faire basculer dans une réflexion éthique qui permet de s'enraciner dans la fraternité et de s'appuyer sur le principe de responsabilité personnelle, propre à toute action. Au sein d'une institution, qui plus est soignante, ce principe devient le *nexus* entre politique et éthique. Il doit parvenir à s'inscrire dans une logique institutionnelle, pour favoriser l'agir éthique de ses membres.

La responsabilité personnelle et soignante devient alors le *critérium* pour justifier d'une décision. C'est ce qui rend possible, dans l'expérience de la fin de vie, l'affirmation d'un cadre organisant l'accompagnement, la prise en soin du patient et l'accompagnement jusqu'au bout de chaque vivant jusqu'à la mort. Les soins palliatifs sont le fruit d'une action politique et l'application de politiques de santé publique. Ce principe de responsabilité personnelle, sans obliger un passage par une légitimation juridique d'une transgression majeure présentée comme « nouveau droit », permettrait ainsi de penser les situations cliniques ouvrant la possibilité d'une transgression (la transgression est alors assumée) sans l'atténuer ni l'adoucir. Cette vigilance accordée à l'interdit lui permet de conserver sa force et de maintenir la sécurité du cadre pour le soin.

Au sein de la subsidiarité, il s'agit de concilier l'autonomie de chacun, tout en affirmant et en assumant la nécessité d'un pouvoir politique qui permet de réaliser l'unité dans l'action. Au sein d'un service, cela signifie que le chef de service doit pouvoir maintenir la continuité des soins. Il doit préserver une unité dans l'action entreprise par l'équipe dans son ensemble, tout en permettant à chacun de déployer ses propres talents. Le principe de subsidiarité permet de préserver la conscience individuelle. L'affirmation du « Je Peux » de chaque agent ne se fait pas au détriment de la communauté. La communauté de soin se tisse avec et pour chaque patient. La subsidiarité signifie que l'agent de l'action vient ajouter une force à l'élément unitif pour renforcer son action. Ce principe permet d'asseoir le fait qu'aucune autorité, plus haut hiérarchiquement, ne peut ni ne doit effectuer les tâches qui peuvent être

111 Chantal Delsol, *L'État subsidiaire*, Paris, PUF, 1993.

réalisées à l'échelon inférieur. Appliquer à l'éthique, cela signifie que nul ne peut se substituer à l'effort d'autrui s'il a la capacité d'agir. Affirmer cela, c'est dire, très concrètement, qu'il faut repenser la question des couches/protections pour nos aînés et organiser les soins pour ne les mettre que si elles deviennent nécessaires et non par anticipation. Les protocoles de soins doivent pouvoir servir l'affirmation des patients comme sujets agissants. Ne pas se substituer à l'autre et organiser le soin pour permettre à celui que l'on soigne d'agir, demandent de l'inventivité, de l'agilité et de l'attention. Les villages pensés pour les malades d'Alzheimer, où ces derniers peuvent déambuler, acheter leur pain, circuler, sont à ce titre une belle illustration de ce que l'on peut créer pour favoriser l'action de chacun[112]. En nous appuyons sur les distinctions arendtienne, la solidarité appartient à l'ordre du travail. La solidarité ne convoque pas nécessairement à un agir personnel. L'action exige sans cesse un supplément d'engagement, qui ajoute aux protocoles de soins et aux procédures. Cela ne peut se mesurer, car l'action convoque notre dimension charnelle. C'est en ce sens que le soin se fonde sur l'Ipséité, et la fraternité, il impose la subsidiarité et l'inventivité.

L'éthique de la subsidiarité pourrait se résumer à l'aphorisme de Taparelli : « autant de liberté que possible, autant d'autorité que nécessaire »[113]. Ce qui signifie que l'institution et ses différents maillons doivent veiller aux relations de pouvoir, en s'autolimitant, en ayant une retenue dans l'action pour permettre à chacun de se déployer. Le sens de cette retenue ? A *minima*, ne pas nuire. Au maximum, permettre le développement du pouvoir de chacun des « Je peux ». Ainsi, l'équipe soignante applique ce principe lorsqu'elle permet au patient, de faire sa toilette par lui-même, ou de laisser les proches à leur demande, et avec l'accord du patient, la pratiquer. Ainsi, l'équipe soignante protège ce principe lorsque le chef de service fait acte d'autorité en rappelant certaines règles élémentaires de courtoisie et de discrétion lorsque le bruit et les conflits d'un patient et de ses proches se mettent à envahir l'ensemble du service, jusqu'à l'intrusion dans les chambres des autres

112 Sur cette question, je renvoie à la réflexion de Jean-Paul Pestre, « La tentation du mensonge en gérontopsychiatrie. Promenade philosophique », *in* B. Quentin (dir.), *Controverses éthiques d'aujourd'hui*, Paris, Le Cerf, 2023.

113 Chantal Delsol, *L'État subsidiaire*, Paris, PUF, 1993, p. 260.

patients. Le soignant exerce le principe de subsidiarité lorsqu'il passe la main à un autre soignant pour accompagner son patient. Cette passation le préserve d'une « toute puissance » et lui permet de constituer la cordée soignante. S'il faut un village pour élever un enfant, il faut sans doute toute une équipe pour soigner un patient, un hôpital, des institutions, une communauté politique. Chantal Delsol explique que « l'on s'aperçoit que le bénéfice en liberté et en autonomie humaines coïncide avec une rentabilité économique plus grande »[114]. Le travail est une expression de soi, écrit Michel Henry dans son *Marx*. Les hommes ont besoin d'œuvres, nous dit Hannah Arendt. Considérer quelqu'un uniquement comme exécutant, c'est le priver de la dignité de son travail. C'est confisquer toute possibilité d'engagement personnel dans le travail, empêcher une dynamique d'imagination et de créativité, de *poeisis*, pour permettre de créer du neuf avec de l'ancien. C'est inhiber l'action, l'épuiser, l'empêcher. Cette situation ne peut être que dramatique dans la situation du soin. Il nous faudrait alors reconsidérer l'importance des protocoles et la crainte des soignants de devenir des « prestataires de services », ce qui ne provoquerait rien de moins qu'un épuisement du sens du soin en le stérilisant. Comment alors permettre l'hospitalité soignante ? Comment ne pas être surpris d'entendre tant de témoignages soulignant que l'institution soignante devient hostile, tant pour les patients, les proches que pour les soignants ?

Développer pour chacun, en propre, son « Je Peux » permet au sein même de l'éthique soignante, de la fin de vie au début de vie, une éthique s'appuyant sur une phénoménologie vitaliste, matérielle et concrète. Cette éthique porte attention aux soignés comme aux soignants : ils sont tous frères. Le prendre soin revêt ici tout son sens. Il ne peut être uniquement un protocole d'action, l'application d'une procédure, le choix d'une technique particulière, mais il est une diaconie. Au sein même de cette diaconie pourrait naître la réaffirmation de bonnes fatigues face aux mauvaises fatigues (ce que nous développerons plus loin), car le soin reprend, en s'appuyant sur le Fond de chacun, sur le *pathos*, tout son sens et se voit fécondé par ce dernier, renouvelé, voire même surpris.

114 *Ibid.*, p. 323.

Le moins puissant, le plus fragile est respecté dans l'affirmation de soi, dans son effort d'être. Nous pourrions le classer dans ceux qui sont « incapables ». Pour qu'il soit reconnu, qu'il puisse œuvrer, agir, et ainsi trouver sa place au sein d'un monde qu'il habite, nous avons besoin d'affirmer la subsidiarité. « Viser la vie bonne, avec et pour autrui, dans des institutions justes » : cela ne peut se faire qu'en prêtant attention à tout homme. Le principe de subsidiarité appelle l'action éthique. Il demande à ce que l'on fonde l'action sur une anthropologie qui cherche à considérer chacun dans sa profonde dignité. Est recherché avec persévérance le service d'autrui en prenant soin tout à la fois de sa dignité ontologique, mais aussi de sa dignité existentielle. Tout homme porte en lui la puissance de pouvoir donner quelque chose à *l'alter ego*. La posture du soignant, dans une éthique soignante de la mutualité et de la réciprocité, veillera à permettre l'expression de cette puissance devenue agissante pour mieux servir celui qu'elle soigne. Les éthiques du *care* sont une nouvelle voie d'application du principe de subsidiarité, dans son acception politique et éthique, fondée sur la fraternité issue du *pathos*. Elles portent attention à tous nos « Je Peux ». La passivité et la pauvreté de la chair amènent à penser le soi-même comme tout autre, capable d'actions. Si l'action est la réalisation de ce soi, c'est parce qu'elle se fonde sur la chair pathétique qui s'éprouve dans son immanence, dans l'autoaffection. L'énergie inemployée d'un écrasement du soi contre soi, sans possibilité d'expression de soi, est une souffrance. La choisir pour soi, c'est s'amputer de soi-même. La choisir pour autrui, c'est l'amputer de lui-même. Sans possibilité de s'exprimer, l'homme s'éteint et s'épuise peu à peu. Incapables de nous créer nous-mêmes, nous sommes appelés à être co-créateurs de notre Ipséité par le choix de nos actions et le déploiement de nos « Je Peux ». Aussi, « l'histoire, c'est le mouvement de la vie, c'est son effectuation concrète comme besoin suscitant l'action, comme *praxis* »[115]. Ne pas écraser l'autre par l'expression de ses pouvoirs, sans pour autant renoncer à l'expression des siens propres, demande un ajustement permanent. Par cet ajustement, le soignant s'engage à rejoindre autrui pour tenter de le restaurer, de préserver ou de découvrir avec lui de nouvelles allures de la vie qui servent l'expression de ce dernier et son affir-

115 Henry, M, *Marx*, I, 454, cité par Dufour-Kowalska, *Michel Henry un philosophe de la vie et de la praxis*, *op. cit.*, p. 169.

mation. Cette attitude engage nécessairement la nécessité de poser des jugements qui permettent de déployer une inventivité éthique. Ce qui ouvre à des surprises, de l'inattendu, de l'inespéré là où tout semblait clos, fermé, sombre. Ces surprises, ces inespérés, cet inattendu, ces promesses, c'est là l'expérience la plus secrète et la plus fondamentale des services de soins palliatifs. Car si l'issue est la mort, la façon dont seront vécus les derniers moments est toujours aussi riche et dense que surprenante. Le chemin emprunté n'est jamais le même, quand bien même l'issue fatale semble ne jamais changer. L'action de soigner introduit la possibilité d'un nouveau surgissement, d'un renouveau, d'un imprévisible, pourtant recherché, qui, lorsqu'il se produit, ouvre à une résonance fraternelle avec l'autre. Cet imprévisible plonge dans les racines de la communauté, pour permettre la communion. Alors, il devient nécessaire de juger pour soi et pour autrui, pour rechercher cette possibilité de l'expression de soi, jusqu'au dernier souffle.

2 | Juger

Œuvrer comme soignants auprès de ceux qui souffrent amène en permanence à juger. Il faut en effet poser des jugements cliniques, faire des diagnostics, pour engager des thérapeutiques. Le soignant par sa pratique doit sans cesse juger. Sans jugement clinique, il ne peut soigner. Il s'appuie sur ses compétences soignantes pour délibérer et juger. Par l'action, tout homme apporte un renouveau dans le monde. En agissant, l'acte apporte de l'imprévisible, des surprises qui ne peuvent être toutes anticipées[116]. La subsidiarité lie tout à la fois la phénoménologie de l'incarnation, dans l'attention au *pathos*, fond sur lequel se développe tout pouvoir et donc toute action, et la communauté (donc la fraternité). Pour œuvrer, agir dans une communauté, en visant la vie bonne avec et pour autrui dans des institutions justes et contraintes, il faut faire preuve d'imagination.

En déployant une action éthique, il faut délibérer afin de choisir l'acte juste, et le pratiquer au bon moment. Le sol de l'action

116 Sur cette question je renvoie à l'ouvrage devenu classique d'Hannah Arendt, *La condition de l'homme moderne*, traduction par Fradier, G., Paris, Calmann-Lévy, 1983 [1961].

soignante, de toute action, part du *pathos* et du *pathos avec*. Cela nous conduit à affirmer tout à la fois la fraternité nécessaire à toute action éthique au sein d'une communauté, à viser la communion, tout en considérant l'importance de l'imagination, de la délibération et du jugement pour agir. Juger de l'action à entreprendre c'est permettre aux soignants de préserver leur intériorité. L'intériorité est enracinée dans la chair. L'action permet d'affirmer les ipséités des soignants. Il ne peut y avoir d'affirmation de l'éthique sans cette prééminence d'un jugement personnel. C'est lui qui permet de s'engager dans le soin et dans la relation soignante – soignée.

C'est ici que nous devons réaffirmer l'importance de la conscience, de la délibération morale et du jugement moral, comme un engagement allant bien au-delà de l'affirmation des seules valeurs. La conscience, la délibération, le jugement engagent notre façon d'être au monde, notre *éthos* soignant, notre *éthos* d'homme vivant. La conscience de l'action, liée au soin et à la sollicitude, est primordiale. Le soignant doit pouvoir innover, imaginer pour parvenir à accompagner son frère, soigné, qui souffre. Il faut qu'il fournisse un effort de créativité pour mieux rejoindre autrui, souffrant, pour mieux l'aider. Il faut réaffirmer ce principe « autant de liberté que possible, autant d'autorité que nécessaire ». Au sein de tout accompagnement soignant en fin de vie, et par miroir de tout accompagnement soignant, le principe de subsidiarité oblige chacun à juger. Juger convoque le soignant pour qu'il agisse en vue du soulagement, de l'accompagnement de son patient. Juger impose de prendre ses responsabilités.

Pour autant, ce jugement, particulièrement sur les questions de fin de vie, ne se fait pas solitairement. Parce que le principe de subsidiarité impose de s'interroger sur la légitimité qu'a le soignant à agir. Est-ce lui qui doit agir ou est-ce un autre ? Qui est cet autre si c'est un autre ? Le patient lui-même ? Le proche ? L'aide-soignante ? L'infirmière ? Le médecin ? Le psychologue ? Les bénévoles ? Dans la délibération morale, il faut trancher sur deux questions : ce qu'il faut faire, et qui le fait. En s'interrogeant sur sa propre légitimité à agir, le soignant s'oblige à une retenue pour favoriser l'action de ses patients, des proches de ses patients, comme celle de ses collègues. Il sert véritablement l'éthique de la sollicitude et permet d'affirmer la mutualité et la réciprocité comme le cœur du soin. Il permet au patient d'être à ses côtés cocréateur du soin et veille particulièrement sur l'alliance thérapeutique ainsi que sur l'alliance intra-équipe soignante.

Ce qu'il faut faire est mis en délibération de façon pluridisciplinaire. Cela amène le plus souvent un temps de consultation et de discussion qui s'achève par une décision collégiale. La décision collégiale, qui engage l'équipe soignante, le médecin, un médecin extérieur à l'équipe, manifeste l'importance de l'éthique de la discussion pour parvenir à la décision juste dans des cas de plus en plus complexes. Cette décision collégiale est nécessaire. Elle ne peut se substituer cependant à la conscience de celui qui est légitime pour agir. Nous nous trouvons par conséquent confrontés à la question de la légitimité à agir pour celui qui agit. Est-ce celui qui est un vivant jusqu'à sa mort qui doit porter l'action ? Quel membre de l'équipe soignante doit être sollicité ? Lorsqu'il existe un doute sur celui qui doit agir, il faut sortir d'une question piège : celle de savoir « à qui appartient le patient ». Cela empêche l'alliance entre tous les protagonistes à la décision pour servir le bien du patient.

Lorsqu'un doute existe, par exemple pour la toilette, doit-elle être faite par le patient ? Le proche ? Les aides-soignantes ? Le doute oblige à s'interroger, il permet une discussion interdisciplinaire convoquant les soignants, les proches, le patient lorsque celui-ci est en état d'y participer. La relation de confiance, l'alliance thérapeutique se forment autour du patient. Elle est renforcée. Chacun est encouragé à prendre sa place. Chacun est reconnu dans cette place qui lui appartient et est appelé à porter la responsabilité de ce qu'il fait. En s'interrogeant sur « qui » est légitime pour agir, une autre question apparaît de *facto* : quel acte posé ? En fonction de celui qui agit, ce ne sont pas les mêmes compétences qui sont mises en œuvre et qui sont appelées à être mobilisées.

Avec l'appui de l'imagination, pour mieux juger, il faut tenter d'esquisser l'ensemble des *scénarii* possibles, et ce afin de choisir le meilleur. Ces *scénarii* sont soumis à discussion. La subsidiarité impose une nécessité impérieuse : celle de juger. Il faut juger en affirmant l'importance de chaque jugement dans un cadre institutionnel, sans pour autant accroître l'isolement et la solitude de chacun, et en permettant de prendre ses responsabilités. C'est ainsi que les soignants, les soignés, les proches, peuvent développer leurs propres pouvoirs, et cela pour l'ensemble de la communauté soignante regroupant les soignés comme les soignants.

Il est nécessaire pour tout sujet, et donc pour le soignant, de décider et d'agir. En faisant cette épreuve de délibération, de choix, d'action, le soignant éprouve sa propre subjectivité en mouvement, son propre pâtir. Il fait l'expérience d'une affirmation de soi nécessaire à son déploiement. Il lui revient de délibérer pour pouvoir choisir l'action à mener. Va-t-il soulager par des antidouleurs ? De l'hypnose ? En proposant une présence ? Pour accompagner l'agonie, quels moyens va-t-il mettre en œuvre ? Quels sont les besoins ou les désirs qu'exprime le patient ? Toute délibération éthique, tout choix posé, à moins de se nier soi-même dans l'expression de son Ipséité, ne peut se fonder que sur cette affirmation de soi qui fait que l'on s'engage personnellement. L'on s'engage tout à la fois dans le jugement et dans l'action. On s'appuie sur des protocoles, des procédures, des connaissances et des compétences. Il y a une nécessité, pour que le soignant puisse s'épanouir dans son métier, c'est qu'il puisse juger, qu'il puisse développer une créativité dans le soin, pour mieux accompagner ceux à qui il s'est dévoué par son métier. C'est en développant la puissance de son action, pas seulement « objective » (qui peut en outre faire l'épreuve de l'impuissance, particulièrement en fin de vie), mais comme affirmation de soi servant l'affirmation d'autrui, que l'on éprouve ce « Je Peux » en travail. C'est cela qui fonde la reconnaissance de soi comme de l'autre, qui permet d'accroître son pouvoir et ses capacités. La dynamique de l'action dévoile l'Ipséité à elle-même et ramène chacun dans son intériorité primitive, où elle retrouve l'expérience de la passivité et de la pauvreté.

Pour agir, il faut juger. La philosophie kantienne part du jugement esthétique. Elle analyse la façon dont le jugement nous met en relation les uns les autres. En jugeant de ce qui est beau ou sublime, celui qui juge suppose que son affirmation est valide pour tous, universelle. Le paragraphe 6 de la *Critique de la faculté de juger*[117] montre que, puisque l'homme prétend lorsqu'il s'agit du beau, que son jugement est universel, alors qu'il ne peut en rendre compte objec-

117 Emmanuel Kant, *Critique de la faculté de juger*, traduction Delamarre, A., Ladmiral, J.-R., de Launay, M., Vaysse, J.-M., Ferry, L. et Wismann, H., Paris, Gallimard, 1985, §6, p. 139.

tivement, il existe donc bien une subjectivité qui nous conduit à l'universel tout comme à autrui. Pour Henry, cette subjectivité, c'est le *pathos* qui permet tout *pathos* avec. Ce qui est beau pour moi, je considère que c'est aussi beau pour autrui. En ce sens, à chaque fois que nous jugeons, nous estimons que les autres peuvent nous comprendre, être d'accord avec nous, sans pouvoir expliquer ce sentiment que procure la beauté. Le sentiment ne s'appuie pas sur la raison, mais s'enracine dans la subjectivité, dans le pâtir. Le jugement esthétique devrait être celui qui serait le moins compréhensible et le moins communicable, et pourtant, c'est celui qui porte une dimension universelle. Pourquoi ? Parce qu'il raconte le *pathos*. Dès que nous jugeons, nous affirmons que le jugement posé sera compréhensible par un autre. Le jugement rend possible la rencontre avec autrui en dépit de la subjectivité pour Kant, par le fait même du *pathos* pour Henry. Par cette rencontre, nous approchons l'autre, pas seulement sur la modalité mondaine, extérieure et transcendantale, mais parce que cette rencontre se fonde sur le *pathos*, l'immanence, l'intériorité.

Le jugement manifeste l'expression de la subjectivité de celui qui juge, sa propre chair. Le jugement s'appuie sur la nappe phréatique et souterraine de toute existence, il permet la rencontre avec autrui. Penser en tant que "Je", pris dans l'éprouvé de l'incarnation ; agir, c'est se déployer soi-même pour se mouvoir vers autrui, partir à sa rencontre. Le jugement soignant est au cœur du soin.

Si l'intériorité prime, la chair fonde la fraternité. Elle permet, par le jugement, d'aller vers autrui pour mieux le rencontrer. La subjectivité se déploie dans la parole et dans l'action. Elle nous met directement en rapport avec l'autre. Parce que toute vie est faite d'action, chacun y accroît son être, développe ses pouvoirs, affirme son "Je Peux". Il retrouve alors ses origines, il s'enracine dans la communauté des vivants. Le fait de juger, puis d'agir convoque, de façon invisible, mais primordiale, le soi. Si, comme Eichmann[118], nous refusons de juger et appliquons seulement les règles, les protocoles, les processus, estimant que c'est ainsi que nous faisons bien, alors, nous entrons dans une cité dépourvue de personne et d'engagement, impersonnelle. Cette cité devient barbare. Comme

118 Sur cette question, je renvoie à Hannah Arendt, *Eichmann à Jérusalem, rapport sur la banalité du mal*, Paris, Gallimard, 2006.

le disent avec force Faroudja Hocini et Bruno Dallaporta, « une loi morale se transgresse, un protocole s'exécute »[119]. Cela implique que toute société, fondée sur la communauté invisible des vivants, reconnaît la différence de l'autre et cherche à lui permettre de s'épanouir pour ce qu'il est, jusqu'à son dernier souffle.

Si, au sein de nos sociétés individualistes, la nécessité de l'autonomie prime, il faut donner tous les moyens aux êtres pour qu'ils puissent déployer leurs actions. C'est ici que la question du bien commun se doit d'être harmonisée par un pouvoir qui doit faire le deuil de la revendication à l'égalité pure. C'est ce qui permettra le déploiement des différences de chacun. L'on se dirige vers moins d'égalité pour plus d'équité. L'équité est une autre mesure de la justice qui autorise chacun à assumer ses différences. Appliquer le principe de subsidiarité dans le domaine de la fin de vie, afin de faire véritablement place à la fraternité de la chair, à l'imagination poétique, implique nécessairement de reconnaître que tout un chacun n'aura pas les mêmes besoins. Afin de donner à chacun en fonction de sa personnalité, il appartient à autrui de s'ajuster. Il s'agirait, semble-t-il, de renoncer à toute possibilité de fonder une action généralisée et harmonisée avec sa finalité. C'est un problème dès lors qu'on pense à la mort qui se déroule majoritairement dans le cadre d'une institution, ce qui revient à institutionnaliser la mort. En un sens, si personne ne peut choisir "à la place de", si la conscience personnelle doit primer sur toute autre considération, cela signifie que l'on ouvre la porte à la transgression et donc à l'euthanasie ou au suicide assisté. Comme droit ? Non, pas à notre sens. Pas si nous voulons être fidèles à une éthique de la chair. La voie de la conscience personnelle autorise à penser la possible transgression. Il n'empêche que, pour que la transgression puisse se déployer au sein d'une communauté, il faudra lui faire place et accepter que certains en conscience acceptent de pratiquer une euthanasie, ou d'accompagner un suicide. De l'autre côté, il faudra aussi accepter que les soignants puissent refuser de donner des soins leur semblant démesurés même lorsqu'un patient le demande. Et si l'on choisit de légiférer en légalisant l'euthanasie ou le suicide assisté, l'on ne pourra ne pas faire une place à

119 Bruno Dallaporta, Faroudja Hocini, *Tuer les gens, tuer la terre*, Paris, Compagnons, p. 65.

l'objection de conscience. Sinon, c'est imposer aux soignants de ne plus juger. C'est refuser de respecter leurs consciences, en tant que professionnels, mais aussi en tant que personne. La question du bien commun se niche ici. Lorsqu'on parvient à l'objection de conscience, l'on considère d'ores et déjà que la communauté a donné une orientation et une finalité à l'action humaine. Il y a reconnaissance d'un bien commun. Pour autant, chaque homme doit pouvoir être auteur, acteur et responsable de ses agissements. Faute de quoi on le prive de sa capacité à déployer de façon existentielle sa dignité, alors qu'elle est fondée sur une dignité ontologique et inaliénable. On le prive d'exercer son humanité, on le réduit et l'enferme, on restreint sa liberté. L'éthique nous enjoint à la responsabilité personnelle. Le monde soignant y perdrait toute possibilité de rencontrer l'autre. Le soin perdrait sa fécondité relationnelle, il deviendrait stérile. Tous, nous devons pouvoir répondre de nos actes quand bien même leur imprévisibilité est avérée. Et la responsabilité s'accroît lorsqu'il est question de vie et de mort pour un autre que soi.

3 | Persévérer dans la responsabilité

Laisser chacun juger, ce qui signifie que dans le cadre de la fin de vie il s'agit de décider du sort d'un autre, peut effrayer tant l'on craint la subjectivité et ses travers tyranniques. Les soignants se débattent. Ils cherchent à justifier les choix qu'ils posent. La crainte d'un double effet précipitant la mort pourrait paralyser certains et entraînerait alors un défaut de prise en charge quant au traitement de la douleur. À l'inverse, miser sur le double effet pour précipiter la mort peut amener à franchir les limites de l'interdit de tuer. L'ambivalence de l'intention, partagée entre vouloir soulager et précipiter la mort, laisse un sentiment de malaise. Pourtant, l'intention peut aujourd'hui être reconnaissable : la procédure pour la sédation terminale et continue le montre. Quel soignant n'a pas été divisé par la pensée qu'il serait temps que les douleurs et les souffrances cessent et que la mort survienne ? Qui n'a jamais été tenté de charger un peu plus une seringue pour être certain qu'un soulagement et un répit seraient possibles, quitte à ce que la mort arrive ? Soulager et précipiter la mort, soulager pour précipiter la mort, soulager sans précipiter la mort… les lignes sont fragiles, rendre visible une intention n'a rien d'évident.

Accompagner la mort, les corps abîmés, décharnés, les esprits partis dans des contrées inatteignables, car abolissant l'intentionnalité, accompagner les troubles mentaux, les dégénérescences, les handicaps : toutes ces situations nous font vivre des moments de désarroi et d'épuisement qui peuvent amener la tentation d'arrêter le soin, d'abandonner. Tout soignant, tout aidant, jusqu'au patient, peut faire l'épreuve de désirs de morts, car nous faisons l'épreuve d'une impuissance radicale. « Dans notre expérience, nous ne sommes pas dupes des mobiles souterrains agressifs, c'est-à-dire de l'idée que nous pourrions ressentir comme une sorte de soulagement à ne plus avoir à supporter le souci ou même la vision de ces personnes. Au point que la ruse de nos inconscients serait prête à qualifier de "soin ultime" cet acte "d'aide à mourir" qui nous soulagerait en faisant disparaître la personne malade »[120], écrivent deux soignants : l'un néphrologue, l'autre psychiatre. Ce à quoi ils ajoutent que : « les personnes qui veulent aider au suicide sont de bonne foi quand elles songent à un acte "d'ultime bienveillance", mais elles se situent dans un certain périmètre de pensées et de vision qui occulte cette tache aveugle où se logent nos désirs de mort vis-à-vis de l'autre »[121].

Les lignes des discernements sont fragiles, elles se franchissent ou se choisissent dans le secret des cœurs. Ici pas de possibilité de mesurer ce qui guide le choix. C'est pourquoi il est indispensable de maintenir un interdit de tuer « pour barrer la route à cette violence occulte qui côtoie en nous la sollicitude la meilleure »[122]. S'il faut assumer l'ambivalence qui anime le geste thérapeutique, il faut juger. Ici, le seul juge que l'on peut avoir, c'est soi. Il faut prendre ses responsabilités vis-à-vis de l'acte. Il faudra endosser aussi la responsabilité de ses conséquences, sans pouvoir pour autant toutes les connaître avant d'avoir posé l'acte. Les querelles d'apothicaires ne semblent pas les plus importantes, bien que nécessaires, face au cas de conscience qui agite l'âme. Ce dilemme

120 Bruno Dallaporta, Faroudja Hocini, *Tuer les gens, tuer la terre*, *op. cit.*, p. 73.
121 *Ibid.*, p 73.
122 *Ibidem*.

se voit traduit, dans son objectivité parfois cruelle, dans l'acte posé rendant l'intention portée évidente lors de la prescription.

La pureté de l'intention n'existe probablement pas. Une part d'opacité perdure et perdurera de nous à nous, de nous à l'autre. C'est peut-être ce qui nous sauve, nous permettant de ne pas nous ériger en juges pour les autres. Mais c'est aussi ce qui nous assigne. Les recommandations de bonnes pratiques, les prescriptions de dosage orientent la pratique, mais ne peuvent énoncer ce qui est éthique dans le cas précis que l'on soigne. Seule une personne peut s'orienter vers, donner une finalité à un agir. La médecine est un art prudentiel. Est-il alors soumis à l'arbitraire ? C'est à la fois sa fragilité et sa richesse : « là où croît le danger croît ce qui sauve », écrivait Hölderlin. Quand on éclaire l'expérience du côté de la subjectivité, l'imputation morale est préservée. L'imputation morale s'appuie sur une organisation collective, une communauté, ou une société. La morale s'appuie sur des interdits fondateurs nécessaires pour engager la liberté dans l'action. « Point de loi générale sans singularité désobéissante, point de singularité désirante sans loi pour les contenir. Aussi, mieux vaut assurer la survie de la collectivité, tout en sachant que parfois des zones grises et délicates devront être gérées, plutôt que de faire tomber un interdit au risque de désorganiser la société tout entière »[123].

Les soignants ne sont pas dans le règne de la contingence et du hasard. Ce règne se définit comme « le faisceau de paramètres par lesquels on tente de conférer aux données du phénomène humain une expression aussi objective et scientifique que possible, une expression mathématique »[124]. L'on se donne alors l'illusion de l'objectivité, quand bien même la subjectivité perdure, mais il y a dilution de l'imputabilité et donc de la responsabilité. Cela défigure l'agir. Cela mène à l'inhumain, à la barbarie. Car dans le cas d'un protocole suivi pour une mort programmée, le soignant « exécute un geste dans la banalité d'une procédure qui n'a qu'à s'appliquer en déroulant ses rouages mécaniques »[125]. Plus la liberté s'accroît, plus la voix de la conscience doit s'affirmer. Plus l'homme doit porter la responsabilité de ses actes, et plus il huma-

123 *Ibid.*, p. 66.
124 Michel Henry, *La barbarie*, Paris, PUF, 2004, p. 151.
125 Bruno Dallaporta, Faroudja Hocini, *Tuer les gens, tuer la terre*, *op. cit.*, p. 65.

nise ses actions pour tendre vers ce qu'il estime le meilleur. Sans la possibilité d'exercer son jugement, il se défausse, se désinvestit et laisse croître la barbarie. Deux voies sont donc possibles, celle d'un gouvernement par protocole du geste soignant : le règne de la barbarie[126] ; celle d'un gouvernement par l'impératif de la Vie : sois un vivant ! Vis !

Si la subsidiarité nous semble urgente à promouvoir au sein des milieux hospitaliers, c'est bien parce qu'elle accroît la responsabilité personnelle. Mais c'est aussi parce qu'elle permet de se préserver d'une trop grande solitude dans des questions de vie et de mort. S'interroger sur la légitimité de l'action, sur l'orientation qu'on veut lui donner oblige à la discussion. La responsabilité d'un acte revient à celui qui le pose, mais il n'est pas isolé dans le processus de décision. Il peut s'appuyer sur ses pairs, sur les proches. Parce qu'il y a communication, il n'y a pas que l'arbitraire, mais aussi la possibilité de communion.

4 | Humilité et intranquillité

Les éthiques de la sollicitude, enracinées dans le *pathos* de la chair, obligent à deux vertus que sont l'humilité et l'inquiétude pour autrui. L'humilité, parce que le mot humilité vient de *humus*, la terre. Il nous faut partir du sol, de notre action, de notre *humus*, de notre *pathos*. Ce sol nous permet de rencontrer l'autre, qui possède la même source, la même origine. Être bas, être proche du sol, reconnaître son fond, et donc reconnaître qu'en premier lieu, nous sommes soumis à la passivité et à la pauvreté. Nous et autrui. Nous avec autrui. Nous pour autrui.

L'humilité porte aussi l'idée d'un abaissement. Elle fait quitter la toute-puissance que permet l'oubli de mon Fond, l'oubli de la Vie. Faisant cela, elle permet la rencontre d'autrui au plus profond de nous-mêmes, dans notre origine même. Cette origine

126 Comme nous l'avons vu en amont, la barbarie est un concept henryen montrant que les principes d'actions engagées deviennent une négation de soi, de l'autre qui se traduit par une négation de la culture et une affirmation technique, objective, visible, mondaine, faisant fi de la Vie. La barbarie est alors la négation de la Vie, et en particulier de la vie subjective dans ses méandres et ses nuances.

ne se décline pas sous le registre de l'intentionnalité, mais bien dans une phénoménologie non intentionnelle, pathétique. Ainsi, dans l'inquiétante étrangeté que nous pouvons éprouver face aux grandes défigurations, notre proximité à l'autre, notre capacité à le rencontrer s'éprouve dans le *pathos*. Quelles que soient les atteintes constatées, l'autre est, reste, restera celui qui mon frère. Il n'y a pas d'échelle de conscience ici, il n'y a pas d'évaluation de capacité de discernement, mais un fond partagé, têtu, qui irrigue toute action. L'humilité qui nous fait retourner à nos origines donne une texture au soin, car l'autre est *alter ego*, toujours.

De cet *alter ego*, le soignant porte le souci, l'inquiétude. Inquiétude de ne pas pouvoir le rencontrer, inquiétude de ne pas pouvoir le soulager, inquiétude de ne pas pouvoir l'accompagner. L'inquiétude traduit une tension intérieure, tension qui transcrit, pour beaucoup, nos craintes et nos espérances. L'on est inquiet dès lors que l'on vit. Si un patient se porte bien l'on guette les signes annonciateurs amorçant le déclin. Si un enfant est en bonne santé, la mère cherche à le prémunir de la maladie. Tapie, l'inquiétude serait « l'attente impatiente, agitée et anxieuse d'un encore-invisible (…) coextensive à notre existence même »[127]. Être inquiet pour autrui, c'est porter le souci d'autrui, se soucier de lui. L'inquiétude manifeste la responsabilité que l'on porte d'autrui, à laquelle répond l'engagement pour l'accompagner et le soulager. Elle manifeste le manque. Le premier manque vient de celui qui part et qui ne sait dire ce dont il aurait absolument besoin pour être enfin en paix. Le deuxième manque surgit lorsque celui qui soigne est mis en défaut, qu'il peine à soulager. Il doit apprivoiser son patient avant de pouvoir espérer le restaurer dans son estime de soi.

L'inquiétude est ce qui nous met en face de nos pauvretés, nos errements, nos manquements. Elle manifeste nos omissions tout comme nos maladresses. Elle met en lumière notre finitude et nous confronte à notre impuissance, notre petitesse. Être inquiet est à double tranchant. L'on retrouve l'humilité qui ouvre la possibilité de se laisser guider par celui qu'on accompagne. L'inquiétude accepte une volonté de perfectionnement, elle permet l'affirma-

127 Geoffroy, M., *La patience et l'inquiétude. Pour fonder une éthique du soin*, Paris, Romillat, 2004, p. 175.

tion de la vertu dans son excellence. Mais elle peut aussi devenir un maléfice, qui empoisonne l'action, car elle l'engourdit par une culpabilité écrasante. L'inquiétude est un dynamisme qui nécessite de trouver un équilibre. Parce qu'elle peut nous amener à devenir nos propres juges, il faut aussi lui apposer l'humilité afin de ne pas prendre offense de nos manques. L'inquiétude nous fait porter le souci d'autrui. Elle nous ouvre à l'engagement et à la responsabilité, mais elle ne doit pas devenir scrupuleuse, sinon nous guetterions toutes nos failles. Lorsque l'on devient scrupuleux, cela signifie qu'on ne se centre plus que sur soi et sur son action, que l'on cherche à se justifier soi-même sans cesse. On ne se centre plus sur l'autre. C'est pourtant en se centrant sur l'autre que le soin devient possible.

L'inquiétude véritable nous porte au-delà de nous pour aller à la rencontre de la terre sacrée qu'est autrui. Ce n'est pas sans crainte ni tremblement que l'on s'approche de celui qui nous échappe. Par l'exercice de la patience, la liberté peut jaillir. L'inquiétude admet la faille, elle accepte le patient qui met en échec, en dépit de l'énergie déployée pour tenter de le rejoindre, d'être avec lui. Parfois, les portes sont résolument fermées. Pour les soins palliatifs, ce sont ces demandes d'euthanasies persistantes, ces patients que l'on ne parvient pas à soulager et qui demandent à quitter la vie faute de se dépêtrer de ce qu'elle offre. Ces demandes obligent au constat qu'en dépit de tous nos efforts, nous n'avons pu rejoindre l'autre. Notre imagination tendue vers la volonté d'une rencontre n'a pas su trouver la solution. Là gisent les déchirures. Cela oblige aussi à rappeler que le soin vise à soigner des vivants et non pas à fabriquer des « survivants ».

Savoir se laisser déranger par l'autre, parfois être ébranlé par l'autre, pour reprendre assise sur son propre sol d'action et partir rejoindre l'autre, sans cesse, sans fin, c'est l'épreuve de vertu de tout soignant. Laisser advenir les surprises engagées par l'action, les surprises du vivant, c'est renoncer à enclore pour laisser croître : partagé entre la puissance de l'action engagée et sa propre impuissance face aux faits, aux effets. Cette puissance impuissante, au sein du soin, est forte. Les soignants sont parfois tenus en échec, mis à distance, par choix : celui du patient. Ils s'en inquiètent, ne peuvent s'arrêter de s'en inquiéter, sauf à avoir le sentiment d'abandonner. Leurs pouvoirs ne sont possibles que par l'acquiescement, le consentement de l'autre. Sans le patient, ils ne peuvent rien faire. Aussi toute maîtrise soignante est au fond illusoire. Le geste du soin est in tranquille par essence, il porte le poids de sa propre liberté, il porte le poids de la liberté d'autrui. Ainsi, « la voie de l'intranquillité s'est imposée à moi par la force des choses. Par la force crue de la vie, qui ne prévient de rien, qui exige de nous que nous épousions à chaque instant la courbe indéchiffrable de notre imprévisibilité »[128], écrit Marion Muller-Collard. Cette voie de l'intranquillité est celle des soignants, lorsqu'ils partent du sol de l'action pour eux et pour autrui : *pathos*, « *pathos avec* », car de cette disponibilité au *pathos* naît la disponibilité pour soi et pour autrui.

128 Marion Muller-Collard, *L'intranquillité*, Paris, Bayard, 2021.

5.

Vers une éthique de la compassion

Les éthiques de la sollicitude enracinée dans la chair ne sont pas des éthiques compassionnelles, mais des éthiques s'engageant dans la pratique de la compassion (1). Pourtant, afin de parvenir à la compassion, il est nécessaire de travailler une éthique de la considération (2). Se considérer, considérer autrui amène à la compassion (3). La compassion considère celui qui est vivant jusqu'à la mort, en ce sens, cela amène à l'affirmation que donner la mort est un soin (4).

1 | Se considérer, considérer autrui

Pour parvenir à la vertu de compassion, il faut porter une attention particulière à ce qui peut la rendre possible. Corine Pelluchon nous explique que seule la considération peut permettre de développer une éthique de la compassion. La considération devient primordiale pour que l'homme, a fortiori le soignant, puisse acquérir les vertus. La philosophe débute par une très belle citation de Bernard de Clairvaux : « aussi bien par les temps corrompus que nous vivons, me bornerai-je à te recommander, pour commencer, de ne te consacrer à l'action ni tout entier, ni toujours, mais de réserver à la considération une partie au moins de toi-même, de ton cœur et de ton temps ». Un soignant peut-il aujourd'hui ne pas se « consacrer » tout entier à l'action ? Peut-il conserver un espace lui permettant de « considérer » ? En quoi cet espace intérieur est-il vital pour parvenir à la vertu ?

La considération est un antidote face à la tentation de l'absence de pitié ou d'une pitié qui ne parvient pas à se transformer en compassion, et donc en soin, ou face à la tentation du nihilisme. Le nihilisme est une révolte inarticulée, nous explique la philosophe. Elle poursuit en écrivant que « le problème du nihilisme contemporain est l'incapacité de sortir de soi et le besoin d'étendre son contrôle sur tout, en particulier sur son propre corps et celui des autres. (…) Notre âge est celui où la violence envers le vivant s'exerce de manière décomplexée, parce que ce sont l'altérité, la vulnérabilité, l'imprévisibilité et la mortalité du vivant et, en lui, la nôtre, qui sont les objets de notre crainte, voire de notre haine »[129]. Pour permettre un nouveau surgissement de l'éthique, qui porte attention à la vulnérabilité, qui résiste à la tentation du nihilisme et de la pitié, alors il faut revenir au corps, à la chair. Partir du pâtir, de la passivité et de la pauvreté, pour remonter les fils et retrouver la compassion.

L'incarnation henryenne, par la passivité et la pauvreté, nous appelle à l'humilité. Pour Corine Pelluchon, la considération permet de découvrir l'humilité. Pour pouvoir posséder un rapport sain aux autres et avec le monde, il est absolument nécessaire d'entretenir une relation saine à soi-même. Ainsi si *considerare* est l'assemblage de *cum sideris*, « regarder quelque chose avec la même attention que s'il s'agissait d'examiner la position des astres »[130], la considération appelle à faire place à la sidération. C'est-à-dire à considérer le fait de ne plus rien discerner, être pris par la stupeur, par la fixité. Considérer c'est donc se rendre attentif à, faire attention à. Pour considérer chaque être, le monde des vivants, à sa juste place et pouvoir en prendre soin, il est nécessaire de reconnaître l'inévitable fragilité humaine.

Nous l'avons déjà vu, notre condition humaine fragile, nos involontaires (qu'ils soient biologiques, liés à notre caractère ou à notre inconscient), la passivité et la pauvreté de toute incarnation poussent l'homme à l'humilité. L'expérience charnelle nous fait faire l'expérience de nos limites, du fini, du fragile et du faillible. Cette existence fragile, nous l'avons vu, c'est la nôtre propre comme celle de tout un chacun. C'est notre héritage commun,

129 Corine Pelluchon, *Éthique de la considération*, Paris, Seuil, 2021, p. 22-23.
130 *Ibid.*, p. 34.

celui sur lequel se tisse toute possibilité de fraternité, de communauté et donc de communion. Se considérer soi permet de faire la découverte, la redécouverte, en permanence du fini et permet ainsi le déploiement d'une juste relation à soi. Pour qui sera-t-il bon, celui qui ne l'est pas pour soi ? Pour être bon pour autrui, se considérer soi-même : voici l'étape absolument nécessaire. La considération « s'enracine dans l'humilité qui dépouille le sujet de tous les attributs conférés par la société et liés au rang. Elle met l'individu à nu et le rattache à tous les autres humains, le rendant égal aux autres et le liant par sa chair, à tous les êtres qui sont nés et mortels »[131]. Le soignant, se dépouillant de ses attributs, de sa situation de pouvoir, reconnaît en l'autre la commune humanité. Sur ce fond, sur ce « *pathos* avec », alors il peut rejoindre ceux qui souffrent. Par la considération, nous redécouvrons l'humilité et la pauvreté, qui font qu'il ne nous est pas possible de considérer autrui comme un inférieur ni de penser que nous sommes supérieurs, meilleurs que les autres.

Ainsi, en prenant appui sur les failles, sur la passivité et la pauvreté ontologiques de la chair, nous pouvons entrer dans cette relation à soi, dans ce souci de soi qui n'est pas un appel à développer un culte de la personnalité, mais bien comme la reconnaissance du fragile et du faillible. C'est ce qui me constitue comme un vivant responsable parmi les autres vivants. Cette prise de conscience de la fragilité et de la faillibilité pour soi permet de mieux accueillir celles des autres, par ruissellement, et ainsi de mieux pouvoir en répondre. Car lorsque nous prenons le temps de nous considérer nous-mêmes, alors la considération que nous offrons aux autres s'ancre dans le réel. Elle ne nous effraie plus ni ne nous gêne. Nous faisons l'expérience de la magnanimité, nous dit Corine Pelluchon.

La magnanimité, issue du latin « *magnus* », c'est-à-dire qui signifie la grandeur d'âme, est le fondement de la générosité (souvent utilisée comme synonyme). Pour être magnanime, il faut posséder une grandeur d'âme s'appuyant sur une juste estime de soi, permettant de s'engager dans l'action avec force et imagination, avec persévérance, mais sans être présomptueux, ni orgueilleux, ni vaniteux. Parce que la considération de soi amène à une juste

131 *Ibid.*, p. 35-36.

estime de soi, elle pacifie les rapports à autrui et au monde, permettant ainsi l'éclosion de la magnanimité. « La générosité donne à l'individu une estime de lui-même l'aidant à accomplir les tâches qu'il se fixe et à prendre des risques calculés. Confiant en lui, il peut se tourner vers les autres sans tout exiger d'eux ni implorer leur reconnaissance ; libre, il est bienveillant à leur égard »[132]. La considération permet d'accueillir l'autre pour ce qu'il est, sans nier sa proximité ni son étrangeté, en partant de ce que nous sommes, tout ce que nous sommes.

Alors, le soignant peut aller vers la vertu de compassion. Mais en partant de la considération, il se prémunit d'une dimension sacrificielle de soi, faussement compatissante, et s'appuie sur ce qu'il est pour partir à la rencontre d'autrui et parvenir à le soigner. La considération agit comme « transdescendance », elle « passe par l'expérience de notre vulnérabilité et par la connaissance approfondie de nous-mêmes qui en résulte. En explorant le sentir dans sa dimension pathique, liée aux dispositions affectives et aux couches archaïques de notre psychisme, et en éprouvant notre passivité, nous avons accès à un en deçà du langage et ressentons ce que nous avons en commun avec les autres vivants humains et non-humains »[133]. Pour entrer dans une éthique de la compassion qui fasse attention à chacun : le soignant comme le soigné, il est nécessaire de partir de ce qui nous est le plus proche : la chair. Il faut partir de ce qui est le plus proche de nous, nous-mêmes, pour arriver à autrui et se mouvoir vers lui demande de la considération pour entrer dans la compassion.

2 | Compatir

Compatir, *cum-patior*, « souffrir avec ». Les éthiques de la sollicitude, enracinée dans le *pathos*, peuvent véritablement permettre un « pâtir avec ». Ce « pâtir avec » n'est jamais un pâtir à la place, une fusion dans la souffrance dans l'autre, mais bien une *praxis*, exigeante, obligeant à une attention pour celui qui souffre. Nous l'avons vu avec l'inquiétude, l'intranquillité. Stefan Zweig montre, dans la *Pitié dangereuse*, que se mouvoir vers autrui, afin de ne plus

132 *Ibid.*, p 79.
133 *Ibid.*, p. 112.

être dérangé par sa souffrance et se donner l'illusion de la vertu, produit des faits tragiques. Un jeune officier, Anton Hofmiller, est pris de pitié pour une jeune infirme Edith de Kekesfalva. La jeune femme, éperdument amoureuse de lui, ne se verra pas découragée par l'officier, par faiblesse. Ne voulant pas lui faire de peine, il la conduira, en raison de sa pitié dangereuse, au désespoir et au suicide. La pitié n'est pas la compassion. La pitié est ici une faiblesse, la compassion, parce qu'elle est une vertu, demande de la force. La pitié renvoie aux seules forces du mourant, quand la compassion prend son assise sur le « *pathos* avec » et est irriguée par une culture de la Vie.

Ce « que la mort signifie pour chacun et pour tous, au-delà de l'angoisse, de la souffrance imputée au mourant passe comme au second plan »[134]. La compassion permet de réaffirmer l'humanité commune pour engager une action particulière au profit de celui qui est soigné. La pitié amène à mépriser le commun, à confirmer l'exclusion de celui qui meurt du monde des vivants. Un regard valorisant sur celui qui meurt peine à se départir d'un sentimentalisme pathologique, « le regard suraffectif, fusionnel, vampirique et mortifère parfois, où domine un phantasme maternant »[135]. Or, lorsqu'on accède à une unité de soins palliatifs, c'est parce que l'on est censé mourir en 12 jours en moyenne. Le temps est compté, le compte à rebours lancé. « Tout se passe comme si l'on tablait sur la survenue de la mort pour réguler le "sans frein". Autrement dit c'est la mort qui de ce fait commande. Compassion et vœux de mort se côtoient »[136].

Celui qui meurt peut se voir confronté à cette pitié dangereuse : n'être que soi, n'être renvoyé qu'à soi, dans une solitude délétère. Le voilà seul, à livrer un combat héroïque, mais qui ne peut se décliner dans le champ d'une symbolique commune. Sa mort ne le concernerait qu'en tant que sujet. Au pire, peut-être, concerne-t-elle ses proches. La sollicitude relationnelle, nécessaire, ne peut néanmoins se substituer à une symbolique, à une recherche spirituelle que l'on puisse partager avec autrui. La compassion s'enracine

134 Higgins, R.-W., « L'invention du mourant. Violence de la mort pacifiée », in *Fin de vie : un temps pour quoi ?*, Paris, Esprit, janvier 2003, p. 146.

135 *Ibid.*, p. 148.

136 *Ibidem.*

dans le *pathos*. Elle permet le *pathos* avec, ce qui conduit à choisir une pratique soignante permettant tout à la fois de pratiquer du sur-mesure et de conserver le commun.

C'est en ce sens que s'il y a délégation de l'accompagnement des vivants jusqu'à la mort par la société aux soignants. L'accompagnement de celui qui meurt ne peut être uniquement l'apanage de ces derniers. C'est ce que montrent les bénévoles par leur présence offerte. Ils représentent l'ensemble de la société civile. Accompagner une agonie est une histoire d'affection et d'élection autant qu'une question soignante. De l'aumônier au psychologue, à l'enfant qui voit ses parents partir, aux parents qui voient leur enfant mourir, que voulons-nous vivre et permettre de vivre à celui, avec celui, qui s'en va ? La première justification de la présence auprès d'un homme qui meurt est l'affection et l'amour que nous portons à celui qui part. Avant d'être une éthique de professionnel, la fraternité est l'enracinement de l'éthique pour tout un chacun. C'est elle qui nous permet de tenir et de ne pas fuir. Abasourdis par l'horreur et l'effroi, effrayés par la violence de la souffrance et du combat qu'engage l'agonie, comment parvenir à rester auprès d'autrui ? Pourquoi ne pas choisir la pitié ? Comment affirmer la vertu de compassion ?

Accompagner la fin de vie nécessite de s'ancrer dans la chair, dans le « *pathos* avec » pour pouvoir être le frère de l'autre. La détresse, l'angoisse, la souffrance nous obligent à la responsabilité et à la compassion. Il nous revient, par l'imagination déployée dans l'inquiétude, de rejoindre l'autre, de servir l'autre comme *alter ego*. Nous cherchons toutes les occasions pour permettre à celui qui souffre de se manifester dans son être, dans son Ipséité.

En raison même de la fraternité, le premier devoir de celui qui accompagne autrui c'est d'assurer à l'homme souffrant qu'il est un homme, un frère, un soi singulier et unique, a-valorisable, car irremplaçable. Il s'agit face à la souffrance de convoquer le soi diminué à se reconnaître comme soi unique et singulier. Face à la dépersonnalisation que provoque le mal, la compassion réaffirme l'Ipséité. La compassion rend possible un ressaisissement de soi par soi, l'effectuation d'un nouvel effort de déploiement de soi. La fraternité et la sollicitude réclament l'amour d'autrui pour ce qu'il est, parce qu'il est irremplaçable, pour sa beauté d'homme. Au sein de l'ultime épreuve de la fin de vie, il faut posséder la finesse de cœur nécessaire pour rester un pas derrière celui qui meurt, lui laisser la main sur ce qu'il veut vivre, ne rien lui imposer qui nous semble juste pour nous, mais qui pour lui peut devenir une violence. Ne pas se laisser prendre par nos idéaux de bonne mort, pour être tout simplement à ses côtés. Parfois suggérer, sans jamais imposer. Laisser l'homme être vivant jusqu'à la mort en respectant ce qu'il est.

L'urgence de la fin de vie est celle de l'amitié, non celle de l'infantilisation, quand bien même il y a démence. Gardons-nous de vouloir coller des attitudes sur celui qui va mourir. Il ne s'agit pas de ce que sera la bonne mort pour autrui, mais de la façon dont celui qui passe habite ce moment. Ce qui prime, c'est l'accompagnement de l'instant. Prenons l'exemple d'*Une mort très douce* de Simone de Beauvoir. Françoise de Beauvoir se refuse à voir les bigotes de son entourage, elle ne réclame pas la présence d'un prêtre, elle prie peu. L'explication qu'elle donne à cette attitude, contraire à la façon dont elle a mené sa vie, ne se trouve pas dans le déni de mort, mais dans le fait qu'elle est fatiguée. Selon elle, être fidèle à sa foi, converser avec Dieu, demande de l'attention. Ses filles ont respecté cela, non par athéisme convaincu, mais par attention du cœur, par disponibilité à l'autre. Elles se sont ajustées. Elles ont respecté leur mère en se laissant conduire par elle.

Pour permettre cette action morale qui réclame la compassion, la force d'une présence aimante et personnifiante, il faut reconnaître que l'attitude morale qui doit se développer n'est pas avant tout un faire, un agir, au sens littéral. Mais c'est une façon d'être, une disposition à l'écoute, une attention de cœur et une fidélité à celui qui part. Pour ce faire, pour que la mort ne puisse pas devenir l'expérience la plus dépersonnalisante qui soit, il s'agit de lutter par tous les moyens que l'on possède contre la douleur. Que le corps dans son pâtir n'anéantisse pas la conscience. Mais il s'agit aussi de préserver au maximum la relation à l'autre. L'action éthique doit s'engager de toutes ses forces pour permettre à autrui de se sentir vivant, de se sentir soi et de poursuivre le déploiement de sa personnalité jusqu'au moment de la mort. Il doit engager tous les moyens techniques qui s'avèrent nécessaires pour prendre en compte la personne qui meurt. Fraternité et compassion sont pour nous les maîtres-mots d'un accompagnement humain, car ils permettent à autrui d'être jusqu'au bout convoqué à être soi et reconnu pour soi. Ils engagent l'accompagnement à sans cesse s'ajuster, à imaginer, à créer pour autrui afin d'être à ses côtés. Accompagner la fin de vie, c'est l'expérience d'une double personnalisation : celle de celui qui est au côté malgré la souffrance de celui qu'il aime, celle de celui qui souffre, qui est aimé et qui aime. Les deux ipséités doivent procéder à une alliance pour accroître, pour déployer leur personnalité et être convoquées et assignées à ce qu'elles ont de plus riche : leur humanité. Aussi les soins palliatifs nous semblent l'attitude éthique, transposée dans un modèle institutionnel et professionnel, le plus urgent à asseoir et promouvoir.

3 | Pourquoi n'est-ce pas un soin de donner la mort ?

Le soin demande sans cesse un ajustement à celui qui est accompagné. Les soins palliatifs, en maintenant le geste de soin ancré dans l'incarnation, cherchent à servir autrui jusque dans son dernier souffle. Ils accueillent tout à la fois la puissance des actions qu'ils peuvent engager et l'impuissance à précipiter une temporalité éminemment singulière. Cela les convoque à l'inquiétude, à la surprise, à l'humilité. La médecine pratiquée, s'appuyant sur des compétences techniques et scientifiques, ne s'arroge pas un pouvoir sur autrui, mais recherche une alliance. Aussi, si « certains pensent que donner la mort pourrait n'être que l'ultime étape, un pas de plus sur le chemin. Nous pouvons, nous devons, entendre et comprendre celui qui veut mourir comme celui qui ne veut pas mourir, trouver avec chacun un chemin d'accompagnement respectueux, mais nous ne souhaitons ni hâter ni reculer la mort et ne pouvons consentir au faire mourir »[137].

Pourquoi ? Parce qu'alors ce serait l'affirmation de la toute-puissance technique au déficit d'une créativité et d'une inventivité du soin au plus proche de celui que l'on accompagne. Ce serait affirmer un soin du désespoir, laissant le patient dans sa solitude, car

137 Claire Fourcade, « Fin de vie : la lettre ouverte de Claire Fourcade, médecin en soin palliatif, à Emmanuel Macron », Paris Match, 28 janvier 2024.

légitimant et affirmant le fait qu'il n'y a effectivement plus rien à faire pour lui. Du pacte de non-abandon du patient, nous ouvririons la voie de l'abandon, de la compassion, nous choisirions la pitié. De l'alliance, qui s'appuie sur le *pathos*, sur la confiance, nous laisserions chacun isolé dans sa souffrance, impuissant à accompagner ou à être rejoint, incapable d'engager l'effort d'affirmation de soi dans toute action créatrice. L'énergie inemployée se meut alors en barbarie, car l'on renonce à soi comme aux autres. En effet, « si les procédures et les protocoles ont une fonction nécessaire à la rigueur de pratiques pertinentes, ils contribuent parfois à appauvrir, pour ne pas dire à abraser l'esprit critique. L'exigence de discernement et d'argumentations contradictoires conditionne l'acceptabilité éthique d'un processus décisionnel »[138] écrit Emmanuel Hirsch. Il est nécessaire pour le soignant de poser un jugement, de s'engager dans le jugement. Sans cet effort, c'est « l'éthique du trébuchet » qui l'emporte, faisant fi de l'inquiétude et de l'intranquillité nécessaire à tout accompagnement.

La relation soignante soignée, pour qu'elle puisse être effectivement cette alliance entre deux personnes, doit pouvoir s'appuyer sur une confiance mutuelle et réciproque. Celui qui souffre doit pouvoir faire confiance en celui qui le soigne. Soigner, c'est agir, toujours agir, encore agir. La suite d'un soin est encore un soin, jusqu'au dernier souffle. Donner la mort n'est pas un soin, c'est une rupture. L'alliance formée ici est asymétrique, nous l'avons déjà dit : l'un sait, l'autre vit. L'un peut, l'autre subit. Pour dire ce que nous vivons, ce que nous subissons, nous devons avoir confiance. « En fin de vie, aucun soupçon n'est acceptable : il altérerait la valeur d'une confiance d'autant plus exigeante dans un contexte de doute, de désespoir et de dilemmes suscités par l'exposition parfois insoutenable à des souffrances inapaisables »[139]. Le soin ne serait plus irrigué par la promesse de l'action. L'éthique du trébuchet appauvrit l'éthique du soin, car elle ne laisse pas d'espace à l'imagination.

L'imagination est essentielle, car elle permet l'action de juger, d'agir. « Le nouveau apparaît donc toujours comme un miracle.

138 Emmanuel Hirsch, *Soigner par la mort est-il encore un soin ?*, Paris, Le Cerf, 2024, p. 36.

139 Emmanuel Hirsch, *Soigner la mort est-il encore un soin ?*, *op. cit.*, p. 46.

Le fait que l'homme est capable d'action signifie que de sa part, on peut s'attendre à l'inattendu, qu'il est en mesure d'accomplir ce qui est infiniment improbable »[140]. Pour Hannah Arendt, l'imagination permet tous les commencements. Elle ouvre à l'impossibilité de la maîtrise pour permettre la surprise, l'inattendu, l'inespéré. Elle engage l'action, car l'action est la possibilité même d'un renouvellement du monde. L'action est à la fois irréversible et imprévisible. L'on ne peut ni revenir sur nos actions ni prévoir tout ce qu'elles portent en germe. C'est en ce sens que le soin appelle un autre soin. C'est en ce sens que donner la mort ne peut être un soin, car « un protocole de mort provoquée » interrompt tout possible, anéantit tout possible, introduit une rupture définitive.

Aussi soigner, c'est créer. Le soignant, par son action, permet d'apporter du nouveau dans un monde que l'on ne peut pas identifier à un processus technique et automatique qu'est celui de la fabrique. C'est ce que proposent les protocoles de mort provoquée. De ce fait, l'imagination doit nous permettre d'innover pour répondre à la convocation éthique à laquelle nous oblige la souffrance d'autrui. Si la réplique donnée à la souffrance, elle-même parfois occasionnée par l'application d'une technique, est encore une réponse technique, alors le monde s'appauvrit de son humanité et devient froid et rationnel. Si à la question éthique amenée par l'usage de la technique viennent se greffer une subjectivité et un agir, alors le monde s'enrichit en humanité et s'ouvre à la nouveauté. Soigner réouvre toutes les combinaisons de possibles que l'on ne connaît pas à l'avance.

L'imagination ne remplace en aucun cas l'exercice de la raison qui délibère, la volonté qui engage… l'imagination ouvre les possibilités en permettant à l'intériorité d'advenir. « Elle sollicite la dynamique de la force d'innovation pratique sous la statique de la forme qu'exige la loi morale »[141]. Parce que celui qui imagine devient moteur, l'action devient créatrice et novatrice. Parce qu'il y a imputation, agent moral, ce dernier accroît son estime de soi tout en prenant part au monde et en portant sa responsabilité propre. En agissant, en risquant de porter l'imputabilité de ses actes, le

140 Hannah Arendt, *Condition de l'homme moderne*, trad. G. Fradier, Paris, Calmann-Lévy, 1983, p. 234.

141 Pierron, J.-P., *Les puissances de l'imagination*, Paris, Cerf, 2012, p. 118.

soignant s'ouvre à la vie qui impose l'action, mais il réouvre le monde à la vie au sens où il lui permet de se renouveler par la singularité de son action. Porter la paternité de ses actes, c'est à la fois devenir responsable de soi, responsable d'autrui et responsable de ce monde, du fait qu'il ne se sclérose pas, mais qu'il s'ouvre à la nouveauté et aux différents possibles.

Face à la capacité de nuisance de l'homme, mais aussi face au scandale du mal et de la souffrance, afin de ne pas être brisé jusque dans son action même, il faut mobiliser courageusement en soi les ressources que l'on possède pour que l'agir puisse se redéployer comme régénération et non comme cercle vicieux, car c'est ce qui reproduit la violence pour la violence. Sortir d'un cercle mimétique destructeur, dirait René Girard, pour engager une rénovation par l'inventivité. Parce qu'il y a possibilité du mal, possibilité d'une transgression au sein de la fin de vie en allant vers des « meurtres par compassion », parce qu'il y a des situations d'impasse, alors il y a urgence à ce que l'imagination redevienne créatrice pour trouver, peut-être, des issues nouvelles, qui ne soient pas anéanties par la fatalité devant le mal – qui posséderait toujours le dernier mot.

Face à la terrible histoire du mal, face aux soupçons qui pèsent sur l'homme quant à sa possible inhumanité, Arendt trouve une issue pour préserver l'agir humain, dans le miracle de la natalité qui convoque l'espérance d'un monde meilleur. Pour nous, nous affirmerons ici que c'est le soin qui, par le fait même de soigner, convoque l'espérance d'un monde meilleur. « Parler du pouvoir de rénovation attaché à l'imagination morale ne pourra pas être une promotion de l'innovation pratique dans la légèreté insouciante d'une ignorance coupable du mal, mais une innovation sachant le mal possible. Un constat s'impose en effet : l'innovation perverse qui fait advenir la terrible concurrence en inventivité, et jusqu'au délétère, l'innovation morale »[142]. L'épreuve de la fin de vie, parce qu'elle nous confronte au mal, nous convoque à agir mieux. Sans se voiler la face sur les impasses, sur les possibles transgressions, il faut toujours s'interroger pour se demander comment nous aurions pu les éviter et ainsi s'améliorer. C'est pourquoi « affirmer l'exigence d'une éthique de la relation, d'un engagement dans la proximité de l'un vers l'autre, de l'un pour l'autre, n'a aucun rapport avec

142 *Ibid.*, p. 120.

la procédure engagée d'ajustement concerté de l'éthique de notre démocratie à l'administration de la mort donnée »[143].

Ainsi, donner la mort ne peut être un soin. « Les soignants perçoivent intuitivement les ressources de leurs pratiques et le plus souvent ils peinent à définir et caractériser philosophiquement les valeurs du soin. Face à la standardisation des pratiques qui entraîne un profond désengagement et face au principe de rendement et de réduction des effectifs, sans le savoir, avec le soin, ils proposent une autre voie existentielle. Ils n'ont pas pris la mesure (ou la démesure) de cette puissance d'action et de sens qui se logent dans leurs pratiques soignantes. En défendant les valeurs du soin (c'est-à-dire la responsabilité à l'égard de la vulnérabilité, l'hospitalité, l'économie du don, le décentrement sur l'autre fragile, pour soutenir sa créativité), ils s'opposent au principe de rendement néolibéral et à ses rouages »[144]. Prendre soin d'autrui oblige à porter une inquiétude pour autrui pour s'ouvrir à l'imprévisibilité de la Vie. Il faut relire nos concepts fondateurs pour mieux penser soin et soin des vivants, pour mieux comprendre pourquoi soigner est la manifestation d'une éthique de l'incarnation accueillante et servant les surprises que la vie offre. Parlant de la maternité, la philosophe Carla Canullo a cette très belle formule : « en surprenant la vie, elle la fait connaître à elle-même, elle la rend plus ample, plus vivante, plus enthousiaste. La surprise rend la vie source de nouveauté, de découvertes. Elle renouvelle le quotidien, ce qui est déjà là »[145]. Nous choisissons d'étendre cette dilation au soin : voici ce que le soin cherche, voici ce que le soin offre, sans rien ignorer des déchirures et des souffrances liées à l'incarnation. Il cherche à renouveler le quotidien qui se tient là devant nous pour y découvrir la surprise qui s'y cache.

Par le *pathos* et le *pathos* avec, il nous est possible d'entrer véritablement dans une philosophie du soin, découlant du Fond même de nos existences. Cette philosophie du soin appelle de ses vœux une façon d'agir particulière. Pour soigner, il faut tout à la fois écouter, nommer, assumer le cri d'autrui pour pouvoir lui répondre, mais il est aussi nécessaire de cultiver l'amitié avec

143 Emmanuel Hirsch, *Soigner par la mort est-il encore un soin ?, op. cit.*, p. 155.
144 Bruno Dallaporta, Faroudja Hocini, *Tuer les gens, tuer la terre, op. cit.*, p. 134.
145 Carla Canullo, *Être mère : la vie surprise*, Namur, Lessius, 2017, p. 15.

et pour autrui. Ce qui permet de développer une culture de la mutualité et de la réciprocité. Le soin devient la recherche de l'acte juste, posé au bon moment. Il impose une philosophie de l'action qui promeut la persévérance dans son être de tous, le soin de toute vie, quelle que soit son expression. Pour répondre à cet appel du soin, il faut s'appuyer sur la subsidiarité, permettre l'acte de juger, affirmer le primat de la responsabilité, choisir l'humilité et l'intranquillité. C'est ainsi qu'avec et pour autrui, dans des institutions justes, l'on peut aller vers l'autre et faire advenir une éthique de la compassion dans le soin, qui s'appuie sur l'incarnation. C'est pourquoi le soin ne s'arrête jamais. La valeur du soin renouvelle et irrigue la vie, celle de celui qui soigne, celle de celui qui est soigné, et par là même celle de la communauté dans son ensemble. Le soin nous oblige alors à repenser l'existential de la fragilité et à ne jamais abandonner l'autre. Il nous faut désormais repenser les grands principes de l'éthique soignante que sont la vulnérabilité, l'autonomie et la dignité pour les ancrer dans le sol de toute action : le *pathos* et observer ainsi le renouvellement de l'éthique du soin que cela apporte.

PARTIE III

Fragilité, autonomie et dignité ? Relecture des concepts par l'incarnation

Est-ce que le *pathos*, le « *pathos avec* », permettent de repenser le soin dans les grands concepts sans cesse mobilisés pour penser la fin de vie et le soin à apporter à la fin de vie ? C'est notre pari. Car lorsque nous parlons de vulnérabilité, il nous faut pouvoir spécifier de quel ordre elle est. Ne serait-elle pas une voie privilégiée réaffirmant une éthique du faible et incapable de porter attention à la nécessaire force qu'engage le soin ? La vulnérabilité assume-t-elle la force de celui qui souffre pour continuer de vivre, pour découvrir de nouvelles allures de la vie, la rendant habitable et hospitalière (1) ? L'autonomie comme affirmation de soi, comme fondement de la dignité, oblige aussi à une clarification, car cette valeur fondamentale du soin ne peut-elle pas devenir le lieu de son empêchement (2) ? Il faut tenter de développer une phénoménologie non intentionnelle qui nous enseigne que le soin et particulièrement le soin apporté à la fin de vie manifeste l'homme vivant jusqu'à la mort. Par l'action, le soin ne perd pas sa vitalité et la vie n'est pas objectivée (3).

1.

Expérience de réversibilité de la vulnérabilité

L'expérience de l'homme est pétrie par le fini. Chacun fait l'épreuve sans cesse, dans l'effort pour exister, d'une fragilité, existentiale (1), qui rend possible l'expérience de la vulnérabilité (2). Ainsi, nous ne sommes pas vulnérables de la même façon, ce qui permet une dynamique entre la fragilité commune à tous, et la vulnérabilité, propre à chacun : c'est pour cela que le soin est possible (3).

1 | Fragilité

Pourquoi considérons-nous que la fragilité est ce qui permet ensuite de penser la vulnérabilité ? À l'écoute de Jean-Louis Chrétien, nous redécouvrons que la fragilité est un existential. Nous avons évoqué la fragilité dans notre introduction, mais comment la définir ? La fragilité entendue dans son sens le plus simple se définit comme ce qui peut se briser. Cela signifie que l'on porte en soi ce qui peut nous conduire à la blessure. Vérité intime de l'être qui déploie sa force en l'inscrivant sur son lit de faiblesse. À tout moment, la fêlure peut devenir brisure. Il revient à chacun d'apprendre dans les méandres de son histoire, dans l'opacité de son être, dans sa chair, à essayer de comprendre ses propres fragilités. Car « la fragilité, quel que soit l'objet auquel on l'applique, désigne une dimension qui lui appartient et fait partie de son être même, soit depuis toujours, soit par suite d'une modification de sa structure interne par un ou plusieurs événements. Même s'il s'agit de l'homme, elle pourra se voir en miroir dans toute sorte de choses et d'événements matériels »[146].

À travers l'analyse du verre, de l'argile, de la bulle de savon, le philosophe essaie de nous faire comprendre que toute existence est fragile. Cette fragilité est intrinsèque à l'être même de l'homme. Nul ne peut y échapper, nul ne peut s'en échapper. La *fragilitas* s'inscrit dans l'accueil de l'épreuve du fini propre à toute expérience humaine. Les Grecs l'enseignent lorsqu'ils content le tragique par les mythes, lorsqu'ils parlent de *l'hybris*, mais chez eux, nulle trace de la fragilité. L'on trouvera plutôt la mention *d'asthenia*, d'absence de force pour pouvoir la comprendre. En latin, elle traverse la condition humaine, non pas seulement comme absence de force, mais bien comme l'épreuve humaine par excellence. Nul n'ignore l'épreuve de ses propres faiblesses. Les faiblesses sont la matière de la fragilité dans l'épreuve de la chair singulière.

La fragilité est un existential, un donné de nos existences, car nous savons tous que nous pouvons à tout moment nous effondrer, nous briser. La vie est faite *d'âgon*, de combat. C'est pourquoi la fin de vie, le soin, ne peut faire l'économie de la fragilité, pour parvenir à prendre soin matériellement et concrètement de notre condition humaine partagée. Ricœur, lorsqu'il déploie la philosophie de la volonté[147], explique que tout volontaire est pris dans l'involontaire. Pour que le volontaire puisse survenir, il faut qu'il soit rendu possible par un fond. Nos pouvoirs se développent sur trois involontaires que sont : l'involontaire biologique (naissance et mort), l'involontaire lié au caractère, l'involontaire lié à l'inconscient. Méditant sur ces involontaires qui pourraient nous priver de liberté, il nous apprend alors que tout acte volontaire ne peut jaillir que sur ces données sur lesquels nous n'avons pas de pouvoirs. Il parle alors de l'épreuve de la finitude pour parvenir à cette si belle conclusion « l'homme, c'est la joie du oui dans la tris-

146 « Sens et formes de la fragilité » Entretien avec Jean-Louis Chrétien. Propos recueillis par Michaël Fœssel et Camille Riquier, Revue Esprit, mai 2018, consultation en ligne : Sens et formes de la fragilité | Revue Esprit (presse.fr).

147 Paul Ricœur, *Philosophie de la volonté. Le volontaire et l'involontaire*, t. 1, Paris, Broché, 2009.

tesse du fini »[148]. Ce faisant, il pose d'ores et déjà quelques jalons que Jean-Louis Chrétien, sans jamais citer Ricœur, réaffirme.

Car on ne peut se briser que selon le soi. Cela signifie que ce sont nos propres lignes de fractures qui sont cause de la fêlure, de la brisure. Nous portons chacun nos ambivalences, nos contradictions, nos conflits. Si nous partageons tous des clivages et des faiblesses, la fragilité est la nôtre. Elle n'est donc pas une privation de force, mais co-existante à la force.

La fragilité nous ramène à l'épreuve de la passivité et de la pauvreté que toute chair traverse. Nous ne pouvons créer nos pouvoirs et nous sommes appelés à les exercer. La chair, dans son Ipséité, dans ses tonalités propres, possède sa force et sa vigueur, le jouir de soi, mais aussi sa fragilité, le souffrir de soi. La fragilité n'est plus seulement une faillibilité, ni même une faiblesse, mais un drame qui se niche au plus profond de notre être et qui à tout moment, en raison d'événement, peut tout emporter. Car nous pouvons vouloir avec force et obstination ce qui nous détruit, ou nous pouvons être profondément faibles, en manifestant une grande force. Cette expérience de la faiblesse, réceptacle d'une grande force, les soignants la rencontrent souvent dans leurs expériences. En fin de vie, ce sera ce qu'ils appellent « le regain ». Un patient révèle avec force son désir de communication avec autrui, ses volontés, ses désirs, avant de laisser la mort achever son œuvre. D'un état de criante faiblesse, il devient une puissance de vie affirmative, pour ensuite s'abandonner à la mort. À l'inverse, le nouveau-né, dans son immense faiblesse, affirme aussi la puissance de sa vitalité. Ainsi émerveillement et angoisse ou inquiétude sont toujours, au sein de nos existences, dans une très grande proximité.

La fragilité oblige à s'ancrer dans le *pathos*, pour choisir toujours plus le *pathos avec*. L'on ne peut s'affranchir de ce qui traverse toute existence humaine, à moins d'offrir une éthique faisant fi de l'humanité de chacun. Avec Ricœur, il nous faut reconnaître que la fragilité constitutive à notre humanité oblige à un positionnement de chacun face à toutes les actions que nous engageons. Le philosophe explique que nous aurions le choix entre plusieurs attitudes : un oui stoïcien – plutôt que de changer l'ordre du monde,

148 Paul Ricœur, *La Philosophie de la volonté*, t. II, Paris, Aubier, 1960, p. 156.

ici le moi reçu, je change mes désirs, ce qui est une capitulation. Ou encore, nous avons la possibilité d'entrer dans un consentement orphique, un consentement hyperbolique : se fondre dans le Tout absolument plus grand et puissant en oubliant le soi, ce qui revient à une négation de soi dans sa singularité. Ou en dernier lieu, consentir selon l'espérance, accepter la fragilité constitutive de son être et œuvrer avec. La fragilité rend impossible la démesure, qui est une négation de sa fragilité. Elle rend impossible la capitulation, ou encore la dissolution du soi de l'agir dans une Totalité englobante. Ces façons d'engager la liberté sont rendues difficiles face à l'existential de la fragilité, car ce sont des façons de ne pas l'assumer. Se reconnaître fragile, reconnaître la fragilité d'autrui, c'est vouloir une société qui porte le souci de l'autre, qui promeut le prendre soin. Tout soin donné, reçu, part de l'existential de la fragilité. Le soignant soigne, avec sa fragilité propre. C'est pour cela qu'il sera plus ému ou touché par certains patients qui entreront en résonance interne avec ce qu'il est. Le soigné fait l'expérience de la fragilité devenue vulnérabilité.

2 | Vulnérabilité

Pourquoi disons-nous que celui qui est soigné, le patient, fait l'expérience d'une fragilité qui est devenue vulnérabilité ? Parce que la vulnérabilité, c'est faire l'épreuve de la blessure. C'est être vulnérable. Les éthiques de la sollicitude l'affirment : le soin est indispensable à toute vie. Tous, nous avons besoin de soin pour pouvoir vivre. Toute communauté humaine, tout vivant, a besoin de soin pour pouvoir s'épanouir et s'affirmer dans sa vitalité. Le nourrisson ne peut vivre si on ne le soigne pas, si on ne lui parle pas, si on ne s'occupe pas de lui. L'enfant et l'adolescent ont besoin qu'on s'occupe d'eux. Le malade nécessite des soins. La vieillesse appelle la présence d'autrui à ses côtés pour pouvoir être accompagnée. La femme qui met au monde un enfant a besoin d'être supportée. Celui qui se voit licencié, celui qui se voit dépendant… Tous, nous faisons l'épreuve de nos interdépendances. Or le soin naît d'une plainte, d'un corps qui fait l'épreuve d'une maladie, d'un cri. D'un esprit qui fait l'épreuve d'un trouble. Le soignant est celui qui répond à ce cri de l'homme souffrant.

« Le soin habite la lente traversée du temps vécu des jours et des peines. Il soutient une identité personnelle blessée dans l'assurance affective de ses capacités, se vivant comme diminuée. Parce que la maladie atteint l'intime assurance de ce que vivre veut dire, prendre soin tente de maintenir la capacité qu'a l'autre de se sentir affectivement en sécurité (néonatologie et holding ; confiance mutuelle ; soutien soignant en gérontologie). Il atteste affectivement : "sois ; tu peux exister", là où peut triompher l'indifférence de la routinisation du soin ou la violence de la technicité. La psychanalyse et son analyse du lien *secure* rappellent l'importance de cette reconnaissance originaire. L'oublier tuerait le travail de reconnaissance au cœur de la dimension relationnelle du soin, dans une défiance où le pacte de soin se mue en contrat médical, avec ses dérives judiciaires »[149], écrit Jean-Philippe Pierron. Prendre soin, c'est reconnaître au-delà de toutes les défigurations pouvant atteindre les patients que l'autre est un *alter ego*. Le soin est engagé en raison même de ce cri, de cette souffrance, de cette plainte. La vulnérabilité est l'effectuation de la fragilité. Ce qui était possible est, et c'est un appel.

Cette vulnérabilité n'est pourtant pas le fait unique des patients. En effet, Jean-Philippe Pierron poursuit sa réflexion en ajoutant que « la reconnaissance concerne aussi le soignant, lequel, dans le service de soin, souffre de la souffrance de l'autre. *Burn out* des soignants, suractivité et surresponsabilité – engendrés par la non-reconnaissance d'une société qui leur demande, sans se l'avouer, d'assumer le mal subi – dérapent alors dans la violence de la négligence des soins de nursing, dans l'humiliation subtile du corps livré à l'impudeur, voire dans la maltraitance disant "il vaudrait mieux pour toi de ne pas exister". Il s'agit donc d'apaiser en plus de sécuriser, par une éthique du tact »[150]. Parce que nous sommes tous fragiles, nous pouvons à tout moment devenir vulnérables.

Pourtant, nous avions dit plus haut que la fragilité se distinguait de la faiblesse et qu'au sein même de cette dernière nous pouvions réaffirmer la force. La vulnérabilité, présence effective de

149 Jean-Philippe Pierron, *Vulnérabilité, pour une philosophie du soin*, Paris, PUF, 2010, p. 13.
150 *Ibidem*.

la blessure, n'empêche pas l'expression de force et de vitalité. Si la vulnérabilité trouve son assise dans la fragilité, dans le *pathos*, elle peut aussi être prise dans un dynamisme.

3 | Réversibilité

La fragilité, dans son sol, est prise dans un dynamisme qui contient la possibilité de la force comme de la faiblesse, la vigueur comme l'épuisement. Cette fragilité est commune à tous, nous l'avons dit plus haut. La vulnérabilité, quant à elle, rend visible la blessure qui était jusqu'alors possible, invisible, car prise dans l'opacité de la chair. C'est pour cela qu'elle appelle le soin.

Pourtant, jusque dans cette expression de la visibilité, dans l'invisible, le soignant peut lui aussi être démuni et apaisé par son patient. C'est le patient qui répond à la détresse ou à la fatigue qu'il peut percevoir. Celui qui paraissait faible devient celui qui manifeste et suscite la force. Celui qui était appelé à déployer sa force s'appuie sur celui que l'on pouvait croire fragile. Il y a une réversibilité dans le *pathos* : le jouir de soi et le « se souffrir de soi » ne cessent de se répondre, en tout temps, en tout lieu. La vie pathétique se dévoile dans ce dynamisme. Si le soin cherche véritablement à servir la vie, le vivant, en visant la fraternité et la communion, il sera aussi pris dans ce dynamisme propre à tout vivant. La fragilité, issue du *pathos*, permet à celui qui est vulnérable d'apporter quelque chose à celui qui le soigne, et celui qui le soigne peut recevoir de celui qu'il accompagne. La mutualité et la réciprocité s'enracinent dans le *pathos* qui ouvre à l'existential de la fragilité. Partant de ce sol, la fraternité et la communion peuvent surgir. Elles dévoilent, dans l'opacité de la chair, la reconnaissance et l'affirmation de chaque soi vivant.

Patient et soignant découvrent la communion issue de l'incarnation, ce qui permet à chacun, tour à tour, d'être fort, d'être faible. S'appuyant, se soutenant les uns les autres, tous sont appelés à apporter quelque chose. Ce quelque chose se déclinera par une obligation déontologique pour le soignant : s'appuyer sur ses compétences et ses connaissances pour soulager et accompagner au mieux l'homme souffrant. Organiser son action dans le cadre légal qui lui est offert, répondre au mandat donné par la société d'être le visage offert pour assurer, réassurer l'homme qui souffre. Être la main offerte pour tenir celle débile, celle tremblante, afin que celui qui souffre ne soit ni exposé ni abandonné. Le soignant sait aussi qu'il apprend de celui qui se livre à lui ainsi démuni, dépourvu de défense, dans sa nudité, dans l'impudeur de sa maladie qui dévoile et rend visible ce qu'il aimerait cacher. Leçon d'humanité, leçon de dignité, de réconciliation avec soi, avec autrui, leçon d'espérance où ce qui semblait impossible survient… et tant d'autres… L'expérience soignante s'enrichit de celle d'autrui, sans cesse. Le geste du soin est-il alors fondé uniquement sur l'autonomie ? La dignité ne possède-t-elle pas une assise charnelle qui ne peut se réduire à l'expression consciente d'une volonté ?

2.

Autonomie et dignité ?

L'autonomie est devenue un concept clef de l'éthique médicale et soignante. Elle est indispensable, tout comme la dignité. Les deux notions se voient toutes deux malmenées, ce qui conduit à des conceptions de l'éthique radicalement différentes. C'est pourquoi il nous faut les interroger toutes deux pour mieux comprendre ce qu'est l'autonomie (1) et la dignité (2) afin d'avancer vers une phénoménologie non intentionnelle, fondée sur le *pathos* (3) ce qui permet de refuser tout à la fois le vitalisme et le constructivisme pour servir la personne soignée (4).

1 | Autonomie

L'autonomie est un indispensable de l'éthique médicale aujourd'hui. Dans l'éthique soignante, inspirée de l'éthique américaine, quatre principes majeurs sont identifiés : l'autonomie, la bienfaisance, la non-malfaisance, la justice. L'autonomie possède une place prépondérante, car elle est la notion permettant d'intégrer la question du consentement dans la prise en soin de chacun. Tom Beauchamp et James Childress dans *Les principes de l'éthique biomédicale* développent ainsi tout un chapitre sur le respect de l'autonomie[151].

151 Tom Beauchamp et James Childress, *Les principes de l'éthique médicale*, traduit de l'américain par Martine Fisbach, Paris, Les Belles Lettres, 2008.

L'autonomie est un concept qui possède une longue histoire. Tout d'abord, c'est un concept politique. *Auto-nomos*, se donner sa propre loi signifiait que la cité grecque était capable de légiférer pour elle-même. Elle manifestait ainsi sa grandeur. L'autonomie était liée à l'autarcie : la capacité à être autosuffisant, liant ainsi les deux concepts. Une cité qui dépendait d'une autre, qui n'était pas autarcique, ne pouvait prétendre se donner sa propre loi. L'autonomie n'est jamais indépendante d'un certain vivre ensemble en ce sens, car c'est parce qu'il y a une communauté que la cité peut affirmer son autonomie. Le concept politique va pourtant peu à peu être repris pour se voir affirmer avec force comme principe fondateur de la morale. Nous faisons ici un saut dans l'histoire, car nous quittons l'antiquité pour parvenir à la philosophie des Lumières et écouter de nouveau ce qu'explique Kant sur l'autonomie.

Pour Kant, l'acte moral se déconnecte du bonheur. L'acte moral doit être choisi parce qu'il est bon en lui-même. L'homme ne doit pas agir en vue d'un bonheur, mais parce qu'il se soumet à la loi morale. Est autonome celui qui désire la loi morale pour elle-même, en dépit de ses penchants et de sa sensibilité. Se soumettre à l'impératif catégorique moral, accepter le « Tu dois », c'est être autonome. Parce que l'homme est capable de se soumettre à la morale, en se laissant guider par l'usage de sa raison, il peut être considéré comme autonome. Se donner à soi sa propre loi, c'est être capable de se soumettre à l'impératif d'universalité de la loi morale, ne jamais traiter l'autre comme un moyen, mais toujours comme une fin. « *Sapere aude* », écrit Kant dans *Qu'est-ce que les lumières ?* « Aie le courage de te servir de ton propre entendement »[152]. L'autonomie est pour l'homme la soumission à la loi morale qui résonne en soi, en dépit des penchants égoïstes et de sa propre sensibilité.

L'autonomie n'est plus pensée comme soumission à la loi morale aujourd'hui, mais plutôt, dans le cadre des discussions sur la fin de vie, comme un droit à disposer de soi jusque dans sa mort. *Stricto sensu*, pour Kant, ce serait plutôt une situation d'hétéronomie qui se manifesterait ici, puisque d'une part, l'impératif catégorique moral de ne pas tuer, qui vaut tant pour le meurtre que pour le suicide, ne serait pas respecté ; d'autre part, les soignants

152 Emmanuel Kant, *Qu'est-ce que les lumières ?*, traduction par Jacqueline Laffitte, Paris, Nathan, 1981, p. 90.

seraient alors utilisés comme des moyens au service de la propre fin du patient. Kant ne peut donc nous éclairer sur l'autonomie dans le contexte actuel, alors même que l'autonomie de l'éthique médicale est pourtant une évolution historique de son concept.

Pour Beauchamp et Childress, l'autonomie est pensée comme la liberté de choix pour le patient face aux options thérapeutiques qui lui sont offertes, la capacité de consentir et d'assumer ses responsabilités[153]. L'autonomie est pensée comme, a *minima*, une autorégulation libre face à l'ingérence d'autrui. L'individu autonome agit librement, en accord avec un projet qu'il a lui-même construit et choisi. Deux conditions sont posées pour que l'autonomie soit respectée : la liberté conçue comme indépendance vis-à-vis des influences extérieures, et l'action rendue possible grâce à la capacité d'agir intentionnellement.

Cette façon de penser l'autonomie irrigue l'ensemble de l'éthique médicale, car c'est elle qui semble recherchée dans les éthiques du consentement. Le consentement est un impératif de l'éthique médicale et soignante. Nul ne peut pratiquer un acte de soin sans avoir l'accord de son patient. Ce dernier possède même le droit à une décision déraisonnable, c'est-à-dire, qui pourrait lui faire perdre des chances de vie selon la science. Par la recherche du consentement, l'on vise l'autonomie de la personne dans sa capacité à choisir et vouloir pour elle-même, à s'autogouverner. Beauchamp et Childress choisissent de développer une notion proche du respect de l'autonomie pour que tout un chacun, dès lors qu'il agit intentionnellement, qu'il manifeste une compréhension des conséquences liées à sa décision, sans influence extérieure indiquant une pression ou un contrôle par autrui, puisse être reconnu dans l'affirmation de soi qu'est le choix transformé en action. Les décisions doivent être autonomes de façon substantielle, pas forcément dans leur totalité, particulièrement parce que les patients font l'épreuve de la vulnérabilité, susceptible d'empêcher leur autonomie.

Les soignants aujourd'hui constatent souvent la priorité accordée à ce principe. Ce qui n'est pas sans poser des dilemmes éthiques (soit deux principes qui entrent en contradiction). Le droit

153 Nous ne nous intéresserons pas ici aux échelles d'autonomie qui permettent d'évaluer la dépendance dans la vie quotidienne.

de la santé lui-même s'est appliqué à faire place à l'autonomie du patient : ainsi la loi sur les droits du patient en 2002, sur la fin de vie en 2005… Dans son avis intitulé « Refus de traitement et autonomie de la personne »[154], le CCNE propose trois sens différents de l'autonomie. Un premier type d'autonomie est une autonomie dite « d'action »[155]. Elle réfère au fait de pouvoir circuler, se déplacer librement. L'indépendance physique et la capacité d'adaptation à l'environnement sont un indicateur d'un premier niveau d'autonomie. Puis vient « l'autonomie de la pensée », la capacité à penser par soi-même. « Plus spécifiquement, dans le domaine médical, cette forme d'autonomie définit l'état du patient capable de participer à une délibération étayée par l'acquisition d'un savoir de sa maladie. Le sujet autonome est ici celui qui est capable de comprendre une information médicale et d'y exercer son esprit critique »[156]. Enfin, le dernier type d'autonomie est l'autonomie de volonté. Ce type d'autonomie possède le sens à la fois de la volonté conçue comme autolimitation et de volonté comme souveraineté individuelle. C'est vers ce type d'autonomie que va tendre l'avis 139 du CCNE, et c'est ainsi que l'on se trouve confronté à une valorisation d'une euthanasie dite « liberté », niant par la même la fragilité de chacun et la difficulté, lors de la survenue du tragique de ne pas capituler face à sa liberté. « L'autonomie reste une valeur de référence dans ce système de santé, mais c'est aussi une valeur très confuse, qui peut servir de prétexte et conduire à des options non souhaitées. Cela est particulièrement vrai en fin de vie, la période la plus onéreuse en termes de soins de santé. La gestion politique semble fortement marquée à cet égard par l'influence du paternalisme libéral welfariste visant à transformer les opinions publiques non pas directement, en les heurtant de front, mais en prônant un désirable. Il s'agit d'inciter à *« l'attitude qu'on cherche à faire adopter aux consommateurs »*, mais sans le dire explicitement, en présentant comme la *« meilleure attitude »* celle qui est *« bonne pour le plus grand nombre »* et qu'il *« faut choisir »* si l'on est un bon citoyen. C'est ce que l'on appelle le *nudging*. En fin de vie, le bien-être de l'individu devient le soulagement de toute

154 Avis 87 « Refus de traitement et autonomie de la personne », (Microsoft Word - AVIS N\260 87 REFUS DE TRAITEMENT ET AUTONOMIE DE LA PERSONN\205)

155 *Ibid.*, p. 23-24.

156 *Ibid.*, p. 24.

souffrance – un objectif bon en soi, mais insuffisant à constituer le « bien-être » ! –, et celui de la société serait le « *bien-être de ses citoyens autonomes* ». Le mot « euthanasie », qui pourrait braquer, s'avère de fait exclu du vocabulaire des pouvoirs publics »[157]. Le *nudging* permet la création de nouveaux droits tout en s'autorisant à être moins attentif au consentement de la personne.

L'autonomie devient la manifestation de la liberté, son effectuation concrète et matérielle. C'est en ce sens que les partisans de l'euthanasie s'appuient sur l'autonomie et la liberté de chacun, en pensant un droit à disposer de soi jusque dans la mort. « Chacun est le gardien naturel de sa propre santé aussi bien physique que mentale et spirituelle. L'humanité gagnera davantage à laisser chaque homme vivre comme bon lui semble qu'à le contraindre à vivre comme bon semble aux autres »[158]. Puisque la mort se déroule à l'hôpital, donc dans un champ politique et institutionnel, alors l'État devrait organiser une loi du libre choix pour permettre un « protocole de mort provoquée ». Le principe d'autonomie glisse vers ce dernier type d'autonomie, dite autonomie liberté, mais pensée comme souveraineté individuelle, sans plus de référence à la communauté, si ce n'est comme celle qui exécute mes volontés. Cette souveraineté individuelle ne parvient pas à considérer justement la fragilité des hommes. Elle ne conçoit pas non plus la violence de devoir justifier d'un désir de vivre lorsque ce dernier devient plus lâche, face à la possibilité d'un droit « à mourir ». Elle laisse peu de place aux ambivalences que nous portons tous, nous faisons entrer dans règne technique et informatique du 0 ou du 1, du noir ou du blanc, sans considérer avec attention l'ensemble des nuances qui se jouent dans les gris. Or toute existence est traversée par des ambivalences. L'autonomie pensée comme celle d'un individu conscient, isolé et souverain est une fiction. Nos existences sont pétries d'interdépendances, de nuances et d'am-

157 Olivier, C. et Thiel, M.-J., *La fin de vie au risque d'une spoliation de l'autonomie*, Esprit, 2017/12 décembre, p. 123-135. DOI: 10.3917/espri.1712.0123; https://shs-cairn-info.icp.idm.oclc.org/revue-esprit-2017-12-page-123?lang=fr.

158 Spranzi, M., Milhaud-Cappe, D. et Gaille, M., « La philosophie convoquée au chevet du patient », *in L'éthique clinique à l'hôpital Cochin. Une méthode à l'épreuve de l'expérience*, coordination par Fournier, V., et Gaille, M., Paris, Assistance publique des Hôpitaux de Paris, oct. 2007, p. 32, citant Mill, J.-S, *De la liberté*, traduction de Laurence Lenglet, Paris, Gallimard, coll. « Folio », 1990, p. 75 et p. 79.

bivalences. Il faut considérer ces interdépendances, ces liens, ces incertitudes, ces questionnements, tout en faisant attention à la parole donnée des patients qui expriment des « volontés », des « souhaits », des « préférences » ou des « attentes ». « Le vrai défi pour les personnes et/ou les malades en fin de vie n'est pas le "droit à la mort", mais celui de s'assumer jusque dans sa vulnérabilité et de découvrir dans sa porosité ontologique même un chemin vers et depuis autrui. Alors que les technologies, malgré leur utilité, risquent toujours de nous enfermer en nous-mêmes, forteresses isolées, la question rejaillit de notre capacité individuelle et collective d'accompagnement, de ce *"quelque chose qui se vit à deux et ancre dans une fraternité vraie, sincère, authentiquement humaine et sans laquelle rien n'est possible"* »[159].

C'est pourquoi nous préférons le terme de « consentement », qui recherche, dans le juste soin, la volonté des personnes pour mieux les servir. Le consentement ne nous emprisonne pas dans ce dilemme infernal de l'autonomie libérale. Mais il oblige à rechercher le « Je Peux » de chacun des acteurs du soin pour permettre l'épanouissement de chacun. Les acteurs du soin ne sont pas pensés dans une lutte de pouvoir qui amène la confrontation. Ce qui est recherché, dans le consentement, c'est l'alliance soignante. Si elle reste asymétrique, elle n'empêche pas la recherche du consentement, ce qui permet l'attention à l'autre. Fonder le soin sur le *pathos*, le « *pathos avec* », c'est s'assurer que le patient peut, quel que soit son état, exprimer quelque chose de lui, pour lui, et le respecter. C'est rechercher la personne, dans sa puissance affirmative, dans son élan vital, jusqu'à son dernier souffle. C'est considérer le patient, non pas comme un patient, mais comme un sujet vivant, jusqu'à son dernier souffle.

2 | Dignité

La *dignitas* est avant tout une fonction : papauté, royauté… l'étymologie romaine met en lumière l'importance du rôle ou de la fonction, nécessaire au bon fonctionnement de la cité. C'est ainsi

159 Olivier, C. et Thiel, M.-J., *La fin de vie au risque d'une spoliation de l'autonomie*, Esprit, 2017/12 décembre, p. 123-135. DOI: 10.3917/espri.1712.0123; https://shs-cairn-info.icp.idm.oclc.org/revue-esprit-2017-12-page-123?lang=fr.

une dignité qui se gagne ou se perd, elle ne s'adresse pas tant à l'être (son hypostase) même de la personne qu'à son image. Le *prosôpon*, le visage, lié au masque de théâtre utilisé par les Grecs pour le personnage joué, habille la personne. La *dignitas* est par conséquent l'apparence que l'être possède et plus la manifestation de l'être. Or, en raison de l'héritage judéo-chrétien, nous avons reçu une conception de la dignité liée à l'être même de la personne. Il faut parler ici de dignité ontologique : d'une dignité inaliénable (elle n'a rien à voir avec notre apparaître, nos actions, nos fonctions), inaltérable, irréversible. Cette dignité est donnée définitivement, elle trouve son fondement dans la filiation divine : l'homme est fils de Dieu, créature mise à part par Dieu.

Les Lumières ont retravaillé ce concept. C'est à Kant que nous devons une des plus belles réflexions sur la dignité. Il la fonde non plus sur l'affirmation de Dieu, mais l'ancre dans l'ontologie. La dignité devient fondamentale, car elle est inscrite en l'homme, et dans tous les hommes. La personne est une fin en elle-même, nous affirme-t-il dans sa deuxième formulation de l'impératif catégorique. Il est impossible de traiter qui que ce soit comme un moyen, mais toujours comme une fin. Parce que l'homme est une fin en soi, il possède sa propre finalité, il est digne. Parce que l'homme possède la loi morale en lui, il est digne. Ce n'est pas en raison de sa soumission à la loi morale qu'il est digne, mais parce qu'en lui, la loi morale est. La dignité est intrinsèque à l'homme.

Pourtant, l'expérience des soignants, des accompagnants, montre que la dignité se préserve, se protège, qu'il faut en prendre soin. Intrinsèque, inaliénable, certes. La dignité dans sa conceptualisation pure est affirmative. Il faut ensuite passer de l'idée au service de la personne que l'on soigne. La façon qu'a chacun d'habiter sa dignité ne sera pas la même. C'est ainsi que pour certains, prendre soin de la dignité se manifestera par la préservation de la pudeur, pour d'autres, par la reconnaissance de l'importance de la relation. La prise en soin de la dignité prendra une tonalité différente en fonction de la personne accompagnée et soignée. « Dignité ontologique », « dignité décence », « dignité reconnaissance » explique Éric Fiat dans son *Petit traité sur la dignité*. Les dignités pensées comme décence ou reconnaissance mettent en lumière l'importance du sentiment de dignité, ce sentiment oblige tous les accompagnants, tous les soignants.

La dignité ontologique est bien rattrapée par l'existentiel, ce qui se donne à voir, les conditions matérielles de nos existences. L'expérience de l'indignité, du « soin sale », dans son sentiment, est l'expression d'un manque de reconnaissance par soi ou par autrui. Le corps touché par la maladie met en lumière un sentiment d'indignité qui se confond avec la décence. Le corps est livré aux mains qui soignent, il perd sa propre maîtrise. Le sentiment d'indignité qui peut surgir est lié tout à la fois à la mise à l'épreuve de l'estime de soi que font subir la maladie et la reconnaissance par autrui de notre dignité. Notre dignité se trouble dans son sentiment. Car comment affirmer sa propre dignité lorsque le corps se défigure, que la maladie rend méconnaissable ? Comment accueillir le regard de l'autre sur le corps dévasté par la maladie, sur le corps décharné ? Dans un des textes fondateurs de l'Association du droit à mourir dans la dignité, nous pouvons lire : « comment peut-on se dire libre et maître de son destin si l'on ne peut éviter la déchéance, sinon par un suicide solitaire, préparé en secret et dont l'issue n'est jamais certaine ? Bien sûr, je ne me permettrai jamais de devenir geignard, pusillanime et capricieux comme l'oncle Machin qui réclame sa nourriture avec des cris perçants et bave en mangeant. Pas pour moi le destin de grand-mère sourde et aveugle, qui se parle avec des petits bruits effrayés et qui ne quittera son lit que pour sa tombe. Pas moi le radoteur, le gâteux, le grabataire, qui ne contrôle même plus ses sphincters, dégage une puanteur atroce et dont les fesses ne sont qu'une plaie vive. Une visite à un "mouroir" est fortement recommandée à tous ceux qui ne veulent pas entrer dans la vieillesse à reculons. Je leur garantis une vision saisissante de notre civilisation, une insulte à leur dignité, une remise en question fondamentale comme l'est la présence de certaines maladies mentales »[160]. La vieillesse, le handicap, la démence sont présentés ici comme indignes, insupportables, car ils signent la perte de l'autonomie. La dignité est ici subjective, elle se lie à l'état physique ou psychologique de celui qui subit l'épreuve de la maladie ou de celui qui contemple la déchéance que la maladie occasionne. L'homme devient la mesure de sa propre dignité. Son regard sur lui est affermi ou atténué par le regard d'autrui. Les maladies, les

160 Landa, M., « Un droit », in Le Monde, samedi 19 novembre 1979; http://www.admd.net/les-objectifs/le texte-fondateur.html, c'est après la publication de ce texte que l'ADMD s'est créée en tant qu'association.

pertes nous confrontent à une impuissance radicale, elles obligent à retraverser ce concept de dignité.

La dignité s'oppose à la déchéance, mais elle ne peut se passer de la relation. Celui qui souffre, vivant dans sa chair un dépouillement radical, peut posséder une image de soi profondément dégradée. Le regard d'autrui, de son entourage, empreint d'effroi et de compassion, ne l'aide pas forcément à reconstruire autrement une identité face à l'épreuve de l'étrangeté à laquelle il est confronté. Les termes « épaves », « légumes », « déchet » disent l'inquiétante étrangeté de celui qui vient nous troubler, nous inquiéter par l'épreuve qu'il traverse. L'inquiétante étrangeté de la vulnérabilité poussée à son paroxysme nous effraie tant qu'elle pourrait nous abuser et nous faire croire que la question de la dignité est de l'ordre du visible. Rien de ce qui est humain ne nous est étranger. Aux confins de l'insupportable, c'est encore notre humanité qui est un enjeu. Le sentiment de dignité, la décence, la reconnaissance nous obligent à rechercher ce qui fonde la dignité intrinsèque et inaliénable de l'homme. Le sentiment de dignité, lui, est toujours en construction, car il est lié à la pudeur et à l'estime de soi, lié à la reconnaissance par autrui de toute dignité. Ainsi, le sentiment de dignité peut se perdre.

Préserver son humanité jusqu'au bout : c'est là l'enjeu des demandes d'euthanasie. Pour ceux qui refusent d'accorder un nouveau droit, c'est pour préserver notre humanité jusqu'au bout et affirmer la culture du soin, du prendre soin, jusque dans nos extrêmes vulnérabilités. Pour ceux qui souhaitent un droit à mourir, c'est aussi pour préserver l'humanité. Cependant, ils possèdent une conception de l'humanité qui est liée aux capacités, au pouvoir faire et agir, au sentiment de dignité. Être libre de sa mort propre devient un enjeu de liberté : nous choisissons ce que nous voulons vivre. Dans nos sociétés libérales et individualistes, l'argument massue de la liberté pourrait tout écraser. Sauf à considérer la solidarité et la fraternité, car alors la liberté s'incline devant le plus fragile et renonce à une puissance négative (affirmation de la mort) pour permettre une affirmation positive (le soin des plus vulnérables pour leur permettre de s'affirmer comme des vivants dans une société où nous sommes tous fragiles)[161]. S'il faut maî-

161 À ce titre, il est assez éloquent de lire dans *Euthanasie : un progrès social*, Paris, Feedback, 2023, d'Isabelle Marin et de Sara Piazza, que les femmes, les plus

triser l'image du moi jusque dans la mort, alors nous ne pouvons accueillir les affres de la déréliction que font éprouver les maladies mortelles et l'agonie. Dignité bourgeoise, selon Éric Fiat, et liberté comme puissance négative sont les valeurs des militants pour un droit à mourir. La dignité bourgeoise est construite sur la notion de décence, de fonction, de rôle, lit-on dans le *Petit traité sur la dignité*. Est digne celui qui possède une *dignitas*, une fonction dans la société. « Comme synonymes, vous trouvez : « grandeur », « componction », « maîtrise », « retenue », « tenue », « contenance ». La dignité, c'est l'art de prendre une contenance. Vous trouvez aussi comme synonyme : « pudeur ». Car « pudeur » et « dignité » sont liées : on se drape dans sa dignité. Comme antonymes, vous trouverez bien sûr, « indignité » — mais cela ne fait pas avancer le « schmilblick » ! — et plus intéressant : « bassesse », « veulerie », « laisser-aller ». La conduite digne est celle de la maîtrise, de la tenue, de la contenance. La conduite indigne est celle du laisser-aller. En effet, la bourgeoise du XIXe siècle ne sort jamais dans la rue que les lèvres, les poings et les fesses serrés autour de son sentiment de dignité ! Elle maîtrise, elle retient, elle se tient, alors que la prostituée, jugée indigne, est celle qui laisse aller, qui manifeste, qui ne retient rien »[162]. Dans l'épreuve de la maladie et de l'agonie, l'on perd la maîtrise pour, peut-être, découvrir une nouvelle allure de la vie, à la condition d'accepter de ne plus maîtriser, tenir, se crisper sur ce qui était, mais qui n'est plus.

L'ADMD a opéré un glissement sémantique ces dernières années. Elle s'attache moins à insister sur la dignité, butant sur la dignité ontologique, pour aller toujours plus vers le sentiment de dignité qui appelle, en raison de l'autonomie et de la liberté, un droit à mourir.

fragiles, sont les plus susceptibles de demander une euthanasie et un suicide assisté. Toutes deux médecins en Seine Saint-Denis, elles écrivent : « Il nous a toujours semblé contre nature que la gauche défende ainsi un changement sociétal qui serait défavorable aux plus fragiles, aux plus handicapés et même aux plus pauvres », « les précaires que nous soignons seront les premières victimes de ce tournant législatif ». « Dans notre expérience clinique située, si nous n'entendons pas de demande d'euthanasie, nous entendons quasi systématiquement, en revanche, le sentiment d'inutilité, la crainte d'être un poids pour ses proches, sa famille, l'institution ».

162 Éric Fiat, « La dignité en question », colloque Maltraitance et dignité à travers les pages de la vie, département des Deux Sèvres, p. 3-4; http://www.deux-sevres.com/deux sevres/Portals/cg79/missions/solidarit%C3%A9/pdf/ERIC_FIAT.pdf. Pour compléter, on pourra lire avec profit, *Petit traité de dignité. Grandeurs et misères des hommes*, Paris, Larousse, 2012.

La liberté ainsi conçue est toujours affirmation du moi, refus d'une dé-maîtrise, capacitaire. Pour autant, cette conception de l'homme nous oblige, car elle prend au sérieux l'effroi qui nous saisit face aux corps épandus, livrés, décharnés, abandonnés que l'on peut croiser dans nos hôpitaux. C'est dans une phénoménologie non intentionnelle que nous allons tenter de fonder la dignité et la fraternité, non pas pour infirmer la liberté, mais pour penser la liberté comme puissance affirmative, prenant soin du vivant, de tout vivant.

3 | Phénoménologie non intentionnelle

Est-ce que le *pathos*, la chair, peut permettre de repenser la dignité en conservant la dignité ontologique et en préservant l'attention aux conditions matérielles de l'existence ? Tous, nous sommes des vivants. Tous, nous faisons l'expérience du *pathos*, de l'éprouvé, et du « *pathos avec* », c'est-à-dire, la possibilité de la rencontre et de la communion avec autrui. Notre expérience charnelle fonde la fraternité et la dignité. Car, nos vies se déploient sur le fond de la Vie. Elles nous font découvrir la communauté des vivants que nous sommes. La chair, dans son *pathos*, nous dévoile comme fils de la Vie, pris dans la passivité et la pauvreté. Ici s'affirme la dignité du vivant. Il est fils de la Vie.

Mais si la Vie fonde la dignité du vivant, de façon ontologique et irréductible, parce qu'elle est l'origine de tous les vivants, la Vie fonde aussi toute possibilité de communauté et donc de fraternité. Nous l'avons dit plus haut, la phénoménologie de la Vie implique de considérer le fait qu'elle est invisible, dans une société où nous privilégions le voir et l'autonomie. Ainsi, « le voir ne se voit pas lui-même, voilà qui ne lui laisse la possibilité de voir quoi que ce soit que sous la condition de son autodonation dans une Archi-Révélation étrangère à tout voir, dans l'Archi-Révélation de la vie. Il n'y a pas d'intentionnalité, mais seulement une vie intentionnelle. Reconnaître la phénoménalité propre de cette vie, l'autoaffection pathétique qui la rend précisément possible comme vie, dans son hétérogénéité radicale au voir de l'intentionnalité, c'est la tâche d'une phénoménologie non intentionnelle »[163]. Fonder la

163 Michel Henry, *Phénoménologie de la Vie*, t. 1, « Pour une phénoménologie non intentionnelle : une tâche de la phénoménologie à venir », Paris, PUF, 2003, p. 120.

dignité sur le visible, c'est ne pas pouvoir enraciner le soin dans la Vie, c'est manquer le fondement de toute existence. La réception sensible n'est possible que sur un fond, le fond est celui du se sentir soi-même, de l'éprouvé et donc du *pathos*.

L'affectivité ne désigne rien d'autre que l'essence même de notre rapport au monde. Cette affectivité permet, dans le prendre soin, de toujours partir à la rencontre du frère. Toucher un corps, même lorsque le patient est dans un état de conscience altérée, c'est encore et toujours rejoindre autrui et veiller sur celui qui est notre frère. Il y a une détermination ontologique de l'affection par l'affectivité. « Ce n'est pas ce qui arrive qui détermine l'affectivité, mais l'affectivité rend possible la venue de ce qui vient et le détermine, détermine ce qui arrive comme affectif »[164]. Il s'agit de penser ce qui est premier. Ce qui est premier, c'est le *pathos* : le vivant comme capable de s'auto-affecter. Pris par l'affectivité, dans l'éprouvé, nous pouvons rejoindre l'autre par le *pathos*. L'autonomie de la Vie, de nos vies, ne se décline pas d'abord par l'affirmation d'une conscience, mais par l'affirmation de la chair et donc de l'éprouvé. C'est ainsi que « toute dépendance suppose une indépendance absolue, l'autonomie originelle de l'être comme être soi, et de la vie »[165].

La révélation de soi à soi par l'affectivité, dans une passivité radicale, celle de pâtir et de jouir de soi, implique que l'on reconnaisse que « la dépendance absolue du sentiment à l'égard de soi, sa passivité ontologique originelle à l'égard de son être propre, c'est là justement ce qui le constitue et le rend possible, le souffrir comme tel est l'essence de l'affectivité en lui »[166]. La recherche de l'autonomie devient la recherche de la Vie, la recherche du vivant. C'est pour cela que nous privilégions la recherche du consentement dans l'éthique médicale, car l'affirmation de l'autonomie, dans une philosophie intentionnelle, peut aboutir à la négation de la Vie. Elle devient l'affirmation d'une liberté comme puissance négative. Or, c'est dans le *pathos* que se fonde le soin. En effet, « c'est le *pathos* de ce qui, s'éprouvant soi-même, éprouve l'épreuve de soi de la vie absolue, de telle façon que sa passivité

164 Michel Henry, *L'essence de la manifestation*, Paris, PUF, 2011, p. 611.
165 *Ibid.*, p. 613.
166 *Ibid.*, p. 614.

radicale à l'égard de soi est sa passivité radicale à l'égard de la vie, la passivité radicale de la vie à l'égard de soi devenue, dans son ipséisation et dans la singularité de celle-ci, la passivité de l'ego à l'égard de lui-même. Ce mode de passivité est le trait le plus constant de toute vie issue d'une naissance, d'une vie telle que la nôtre. La condition de l'ego est le pathos de sa présupposition. La vie de l'ego transcendantal est la phénoménologie de sa naissance »[167]. C'est dans ce *pathos* que l'on peut réconcilier dignité, fraternité et liberté. Il nous faut désormais montrer que ce *pathos* n'est pas une affirmation de la vie biologique.

4 | Ni anti-vitalisme – ni constructivisme

Une ontologie de la chair mène à une éthique de la fraternité et de la sollicitude. Cette éthique réclame de se doter de quelques garde-fous si nous ne voulons pas qu'elle sombre dans le vitalisme ou le constructivisme. Vitalisme et constructivisme nous semblent être les deux grandes tentations d'aujourd'hui pour réduire l'agonie à une prise en charge unique et particulière. Cette prise en charge est orientée en fonction d'un fond idéologique, brisant par-là la possibilité d'une rencontre personnelle et supprimant ainsi la réciprocité à laquelle convoque la relation à autrui. Nous plaidons pour une prise en soin.

Le vitalisme correspond à la volonté acharnée de faire vivre – une de ses manifestations principales est l'obstination déraisonnable. Le constructivisme revient à affirmer qu'il n'y a plus aucune frontière naturelle entre vie et mort du fait même des progrès de la médecine et de sa puissance technique (ECMO, mort cérébrale permettant les prélèvements d'organes, réanimation poussée, dialyse, greffe… etc.). On ne pourrait mourir que si la médecine accepte de se retirer. Puisque la mort ne peut survenir qu'après une décision d'abstention thérapeutique (sans renoncer aux techniques pour soulager la douleur), pourquoi la médecine ne pourrait-elle pas précipiter la mort ? Cela assurerait une continuité dans les décisions et permettrait de sortir d'une 'hypocrisie', nous disent les partisans d'un protocole de mort provoquée. Cette affirmation revient

167 Michel Henry, *Phénoménologie de la Vie*, t. 1, *op. cit.*, « Pour une phénoménologie de la naissance », p. 142.

à ignorer qu'une abstention thérapeutique pour ne pas nuire n'engage pas la même responsabilité qu'une action précipitant la mort.

La première tentation de la médecine et de la prise en charge de la fin de vie serait, dans une perspective vitaliste. Ce qui revient à employer sans discernement tous les moyens techniques que nous possédons pour maintenir la vie. Traitement déraisonnable, futile, acharnement thérapeutique, obstination déraisonnable… Promouvoir la vie pour la vie amènerait à ces extrémités. Si aujourd'hui tout le monde semble d'accord pour dire qu'il ne faut plus qu'il y ait d'acharnement thérapeutique, d'obstination déraisonnable, si la loi demande de s'abstenir de toutes formes d'obstination déraisonnable[168], force est de constater que nous peinons à nous mettre d'accord sur la définition exacte de ces différents termes. Un des exemples classiques porte sur les sondes d'hydratation et d'alimentation en fin de vie. Pour certains, elles sont des soins et peuvent maintenir la vie de façon déraisonnable. Pour d'autres, ce qui est le cas en France en accord avec la loi, elles sont des traitements et ne doivent pas être un prétexte à prolonger une vie inutilement. Cette question de l'obstination déraisonnable peut se poser pour des traitements qui ne semblent pas prêter à considération : antibiotiques, pile de pacemakers, sonde urinaire… etc. Si l'on considère la vie uniquement dans un prisme biologique, tant qu'il y a du vivant, il faut soigner. Il y aurait un impératif éthique à poser des sondes à tous ceux ne pouvant plus se nourrir. Du patient dément à celui atteint d'un cancer en phase terminale, l'on munirait de sonde l'ensemble des personnes, sans discernement ni attention portée à chacun. Soin des corps, prise en

168 Loi Léonetti-Clayes du 2 février 2016 : « Les actes mentionnés à l'article L. 1110-5 ne doivent pas être mis en œuvre ou poursuivis lorsqu'ils résultent d'une obstination déraisonnable. Lorsqu'ils apparaissent inutiles, disproportionnés ou lorsqu'ils n'ont d'autre effet que le seul maintien artificiel de la vie, ils peuvent être suspendus ou ne pas être entrepris, conformément à la volonté du patient et, si ce dernier est hors d'état d'exprimer sa volonté, à l'issue d'une procédure collégiale définie par voie réglementaire. La nutrition et l'hydratation artificielles constituent des traitements qui peuvent être arrêtés conformément au premier alinéa du présent article. » L'article R.4127-37 du Code de la Santé publique indique qu'« en toutes circonstances, le médecin doit s'efforcer de soulager les souffrances du malade par des moyens appropriés à son état et l'assister moralement. Il doit s'abstenir de toute obstination déraisonnable et peut renoncer à entreprendre ou poursuivre des traitements qui apparaissent inutiles, disproportionnés ou qui n'ont d'autre effet que le seul maintien artificiel de la vie ».

charge. Ici, il n'y a pas de prise en soin. Les sondes d'alimentation peuvent devenir malfaisantes pour les patients. Les études scientifiques montrent que l'hydratation et l'alimentation nourrissent plus le cancer et la tumeur (donc les douleurs que la maladie engendre), par exemple. C'est à la maladie que profite ce regain, ce qui lui permet de mieux proliférer, sans pour autant apporter un bénéfice au patient.

La chair, la fraternité et la sollicitude[169] sont des garde-fous face à ce vitalisme démesuré, il est en effet nécessaire de considérer autrui pour prendre soin. Prendre soin, accompagner et soigner ne signifient pas être au service de la vie biologique, mais au service de la vie humaine. Ce service de la vie humaine est encore trop générique. Il s'agit d'être au service de la vie de la personne dans son individualité, dans sa singularité, dans son *pathos*, en s'appuyant sur le *pathos avec*. Toute vie, pensée dans son être générique, pensée dans son humanité purement universelle, devient déconnectée de l'Ipséité du sujet et nous amène à ne plus pouvoir prendre soin de celui qui nous est confié. Il ne s'agit pas de prendre soin de l'humain en tant qu'universel, mais de l'homme dans sa singularité. L'ontologie de la chair nous prémunit, du fait de sa subjectivité première, d'une défense de la vie qui se déploie dans l'aveuglement de la biologie. Ce qui prime c'est la personne, c'est l'Ipséité.

À l'inverse aujourd'hui, nous nous trouvons confrontés à une vision constructiviste de la mort. Du fait même des progrès de la médecine, l'on s'aperçoit qu'il faut que, pour que la mort puisse advenir, la médecine se retire. Prolongeant indéfiniment des vies qu'elle ne peut guérir, la médecine est devenue, du fait de la puissance de son savoir, une fabrique à handicaper. Parce qu'elle ne nous autorise plus à mourir, parce qu'elle redéfinit ce qu'est la mort et que ses définitions nous semblent non naturelles (comme la mort traduite par un encéphalogramme plat), le rapport à la mort que nous entretenons est désormais impensable sans immixtion de la

169 Corine Pelluchon a écrit un trait beau livre intitulé *L'éthique de la considération*, Paris, Seuil, 2018 ou elle écrit sur la considération « Le sujet est traversé par d'autres vies que la sienne et dépassé par le monde commun et par sa descendance. C'est en éprouvé dans son corps sa condition d'être engendré et mortel, fait de chair et de sang (…) que le souci des autres et la nature devient une composante du souci de lui-même », p. 279.

question technique. Dès lors, puisque le médecin possède le pouvoir et le savoir pour nous maintenir en vie ou pour nous autoriser à mourir, il deviendrait inacceptable que la technique qu'il utilise le plus souvent pour nous prolonger devienne une cage dont nous ne puissions plus nous extirper et qu'il ne nous permette pas d'accéder à cette même technique lorsque nous voulons mourir. L'on ne meurt plus parce que le cœur a cessé de battre, mais parce que les techniques de réanimation n'ont pas été engagées, ou ont été arrêtées. Et quand bien même le cœur a cessé de battre, nous pouvons le faire repartir pour sauver nos organes et pouvoir les donner à autrui. Sans limites naturelles au pouvoir de la technique et de la science médicale, quelles autres limites donner à la médecine que celles propres à chacun ? Pourtant, aucun homme, médecin ou non, n'a le droit de se prévaloir d'un droit de mort et de vie sur autrui. À moins de choisir une médecine toute puissante et d'accepter de se soumettre de nouveau à ce pouvoir.

La médecine cherche et tâtonne. La question de la technique limite l'interrogation à une question de pouvoir sur autrui. En premier lieu, il nous semble qu'à défaut de donner une réponse pratique et pragmatique, l'éthique de la chair, qui fonde la fraternité, nous impose de sortir d'une logique de pouvoir et de puissance. Il s'agit de pouvoir rencontrer l'autre dans ce qu'il vit. Il s'agit d'entrer dans un dialogue où chacun parle en partant de ce qu'il est et de ce qu'il vit. Il ne peut être éthique d'instrumentaliser autrui en fonction de ses croyances et de ses préférences. L'artificialisme de la vie ne justifie pas le fait de se prévaloir d'un droit de vie et de mort sur autrui ou qui engage la vie d'autrui. Parce qu'il y a fraternité, parce qu'il y a sollicitude, il y a respect d'un sujet qui répond à l'épreuve du mal et de la souffrance en tant qu'Ipséité.

La frontière fine, qui pourrait servir à penser l'accompagnement, se trouve dans la recherche de la personnalisation de l'accompagnement. Jusqu'où sommes-nous capables d'aller dans l'épreuve du mal sans pour autant nous perdre comme sujet ? Lorsqu'il y a dépersonnalisation, alors l'épreuve du mal l'emporte. Il n'y a plus que des survivants[170], or, prendre soin, c'est

170 Il faudrait à ce sujet entamer un dialogue sur le beau livre *d'Hors Phénomène. Essai aux confins de la phénoménalité*, Paris, Hermann, 2021, d'Emmanuel Falque. La souffrance nous met au-dehors, elle n'enseigne rien, elle détruit. Comment se tenir au côté de ses ravages, de la destruction, pour patiemment

chercher le vivant. Aussi faut-il toujours prendre en considération la personne, celle souffrante, comme celle qui accompagne et les respecter toutes deux dans ce qu'elles sont, au plus intime d'elles-mêmes. Une philosophie de la chair nous enjoint à ne jamais laisser le mal, l'agonie, l'épreuve de la souffrance l'emporter en nous brisant. Se tenir avec et pour autrui dans la souffrance, c'est chercher par la relation, par « l'être avec », la rencontre avec l'autre. C'est aussi une possibilité de lien, nouveau, entre soi et soi. Le « Je éclaté » ne doit pas être victorieux. Il y a un impératif de soulagement et d'accompagnement, dans un dialogue permanent entre soignant et soigné. Ce dialogue nécessite une relation de confiance forte. Cette relation se construit dans le respect mutuel de chacun et nécessite la mise en œuvre d'une imagination prudentielle pour s'adapter à chacun, en fonction de ce que l'on est et de ce que l'autre est. Même si l'on sait que nous ne pouvons jamais rendre compte, de façon totalement transparente, de soi-même et d'autrui. Tout un chacun porte en soi une part d'irréductibilité, de mystère. Ce qui oblige à mettre en place une herméneutique tâtonnante et potentiellement porteuse d'erreurs (non pas de faute, ce qui serait volontaire). Or ce que tentent de mettre en œuvre les soins palliatifs, dans l'humilité d'un quotidien caché, c'est bien cette éthique attentive à l'incarnation. Les soins palliatifs portent une attention particulière, choisie, voulue, entretenue à celui qui est en train de mourir. L'éthique soignante dans son ensemble gagnerait à s'inspirer de cette attention à la personne, car c'est cette relation du soignant soigné qui donne du sens aux soins. Sans cette alliance, il ne peut y avoir que pouvoir, méfiance ou épuisement…

œuvrer à rouvrir un possible ? Un soi qui ne soit plus au-dehors, extime, mais qui peut redevenir intime à soi ?

3.

Les soins palliatifs : une attention au consentement

Dans les services de soins palliatifs, une attention constante est apportée aux différents besoins, ainsi qu'aux désirs des patients qui sont accompagnés. Cette attention est aussi accordée à leurs proches. Ainsi, les soignants recherchent l'alliance avec celui qu'ils soignent (1). Ils cherchent à soulager et accompagner, ils honorent ainsi un pacte de non-abandon (2). L'expérience de l'agonie oblige à reconnaître la souffrance d'autrui, la vie de chacun, pour être un pas derrière son patient (3).

1 | Rechercher l'alliance

Du fait, entre autres, de la crise de l'autorité, qui a obligé à repenser la relation médecin-patient, la relation soignante a dû évoluer. Le droit a signifié la volonté de permettre aux patients de devenir les garants de leur propre santé. Aussi, a-t-il mis en exergue le consentement, devenu pierre angulaire de la relation de soin. À l'heure de la fin de vie, la question de la vieillesse soulève la question de ce consentement qu'il faut recueillir. En effet, ce dernier pourrait presque devenir un « obstacle » pour parvenir à créer une relation de soin tant il est parfois difficile de recueillir les volontés de ces patients. Patients qui sont de moins en moins sûrs d'eux, qui abandonnent leur autonomie au profit des médecins et de leurs proches. La bienfaisance médicale tend à l'emporter sur la question du consentement, tellement celui-ci semble fragile, voire inaudible (la question reste de savoir si c'est uniquement parce que nous ne savons pas écouter ou si c'est parce que nos aînés nous font confiance à ceux qui les entourent et s'abandonnent à eux). La question qui s'ouvre est de savoir si notre système de soins, qui consacre le consentement comme choix libre et éclairé, risque d'être mis en échec en fin de vie. Et comment cela peut-il se faire ?

Prenons, par exemple, la question du consentement dans les sociétés américaines. Politiquement, depuis la déclaration d'indépendance, le consentement est tacite, le citoyen est censé accepter volontairement l'association communautaire. « Celui qui sait pouvoir refuser son accord sait également que, d'une certaine façon, il consent lorsqu'il s'abstient d'exprimer son désaccord »[171]. Le consentement politique est tacite et généralisé. Il devient une sorte de « *consensus universalis* ». Il permet de s'exonérer de consentir à certaines lois (comme ce fut le cas pour Thoreau, père des théories sur la désobéissance civile). Le consentement est toujours pensé dans les termes d'un contrat. C'est ce contrat que l'on voit aujourd'hui rejaillir jusque dans la relation de soin. Parce qu'il y a une pensée contractualisée dans la relation de soin, l'on ne peut qu'affirmer que l'on ne peut plus s'exonérer de rechercher ce consentement. Faute de quoi, l'on entre dans le cercle de la violence puisque la relation devient modulée par la notion de puissance, soit « un élément caractéristique d'une entité individuelle ; elle est la propriété d'un objet ou d'une personne et fait partie de sa nature ; elle peut se manifester dans une relation avec diverses personnes ou choses, mais elle demeure essentiellement distincte »[172]. La puissance peut s'exercer contre quelqu'un.

Pour éviter cela, le consentement est devenu le rempart d'un arbitraire qui s'exercerait dans un domaine intime, celui de la santé, celui de la façon dont on veut conduire sa vie. Le consentement libre et éclairé kantien sera peut-être difficile à recueillir lorsque la vieillesse fait douter de soi, lorsque la douleur vous brise, lorsque la mort rôde. En un sens, ce n'est donc pas l'expression de l'autonomie comme affirmation de l'unique puissance

171 Hannah Arendt, *Du mensonge à la violence*, Paris, Agora, 2011, p. 90.
172 *Ibid.*, p. 144.

de la raison qui est recherchée. L'affirmation du consentement comme pierre angulaire du soin, c'est donner une place au patient dans la prise de décision le concernant. Le patient devient partenaire du soin, voire co-créateur du soin, puisque les soignants sont appelés à faire du sur mesure pour chaque situation rencontrée. Cette place donnée au consentement ne peut être guidée que par des procédures techniciennes, des évaluations d'autonomie, des examens neurologiques pour tester l'activité cérébrale. Elle doit passer par le détour de la parole et du récit. Rencontrer celui qu'on soigne pour le respecter dans l'unité d'un récit qu'il fait. L'homme, dans sa subjectivité, est mis au centre de la prise en soin. À l'hôpital, dans les relations soignantes, pour la fin de vie, ce qui manque, c'est une aération, un espace, un souffle. Ce souffle, c'est celui de la parole qui quitte le champ médical pour entrer dans le domaine existentiel. Ouvrir un espace de dialogue, ce n'est pas uniquement renoncer à faire rentrer l'homme dans une théorie de la connaissance, dans l'espace scientifique, mais c'est aussi restaurer le service de la personne comme seule garantie d'une véritable bienfaisance. C'est cela qui va permettre un retour à l'hospitalité. Prendre en considération celui qui est notre frère et qui se livre, dans une parole, à nos gestes, pour que nous le soulagions, en le reconnaissant comme unique.

Le consentement prend une nouvelle dimension : celle d'une alliance, en vue d'un meilleur être pour celui qui est soigné comme pour celui qui soigne. Nous sortons de l'impasse d'un contractualisme. Limiter l'impact de la technique pour imaginer mieux et faire plus de place à la personne, c'est tenter de réinstaurer une médecine personnalisée. Cette médecine se construit lors des rencontres. Elle ne se construit ni ne se décline en fonction de notre génotype, qui serait l'avènement du big data. Le « Je » serait dissous dans une matérialité du corps et dans l'illusion des statistiques chiffrées. Rechercher ce qui correspond à l'autre, en tentant d'entrer en relation avec une subjectivité qui n'a eu de cesse de se déployer par des actions, cela implique de pouvoir rencontrer l'autre dans sa dimension affective, dans son histoire.

Si l'on veut pouvoir préserver le consentement des personnes, quand bien même elles ne veulent plus réellement parler pour elles-mêmes, il va s'agir de tenter de s'approcher du mystère qu'est cette personne dans son authenticité. Ce ne sont plus les échelles d'autonomie qui vont compter, mais bien la façon dont un sujet peut se raconter qui va être recherchée. Parler, échanger, se rencontrer… Au sein d'un dialogue, de nouveaux accords naissent. Ils sont la manifestation d'une infinité de variations sur laquelle la relation peut se construire. Se raconter, c'est reprendre le fil de son histoire pour en tisser une unité de vie. Le Je qui se conte permet d'élaborer la continuité et, peu à peu, de s'ouvrir à une herméneutique. Des initiatives qui se déploient de plus en plus sur le territoire français visent à recueillir la biographie de ceux qui s'éteignent afin de transmettre leur récit à ceux qu'ils souhaitent rejoindre, retrouver. Cette recherche des mots pour dire les maux et les joies de la vie ramène aux racines de la spiritualité : qu'est-ce qui fait sens pour moi, qu'est-ce qui fera sens pour d'autres que moi ? Afin de respecter le consentement du patient, afin que son corps, épuisé, connu par les équipes soignantes, puisse faire chair, peut-être serait-il bon d'organiser un entretien permettant à l'homme souffrant de se raconter ? D'expliquer les valeurs qu'il porte et qui le portent ? De lui demander ce qui compte pour lui, ce qu'il aimerait, ce qu'il désire ? Dire les traitements que l'on souhaite, ceux auxquels l'on renonce par anticipation, c'est construire une relation contractuelle plutôt qu'honorer une personne. S'appuyer sur un récit de vivant pour travailler à prendre en compte les souhaits et désirs de son patient est un exercice plus délicat.

Il faut tâtonner avec autrui. Ce tâtonnement est pourtant infiniment plus respectueux. Honorer son patient, ne serait-ce pas prendre le temps d'esquisser ce chemin en l'interrogeant sur ce qu'il veut ? Le prendre en considération, n'est-ce pas permettre aux ultimes paroles d'advenir, en sachant qu'à l'heure de l'agonie, elles ne seront pas dites sans combat ? Laisser à la parole le soin de guider un peu plus la pratique médicale n'est-ce pas s'offrir l'aération nécessaire pour ne pas sans cesse être dans un discours technique qui emprisonne ? En un sens, questionner autrui c'est l'assigner à être, dans sa subjectivité primordiale, et c'est remettre l'humain au centre, y compris s'il choisit de se taire. Faire place à la parole plus qu'à la technique est probablement l'un des combats qui s'avèrent le plus fructueux si l'hôpital veut redevenir hospitalier et non hostile. Les soins palliatifs effectuent ce travail, immesurable et invisible. Mais l'ensemble des soignants y est appelé.

2 | Souffrance et douleur : soulager, ne jamais abandonner

En fin de vie tout particulièrement, les soins palliatifs ont développé une expertise propre, fondée scientifiquement, pour soulager les douleurs. Soulager la douleur, c'est proposer une prise en soin du patient qui soit tout à la fois patiente et pertinente. La douleur peut anéantir, briser toute possibilité de dire « Je ». Elle empêche le sujet de se reconstituer, elle fait vivre l'épreuve d'une dislocation, d'un corps en miette. C'est ce qu'écrit Alphonse Daudet, dans la *Doulou*, journal qu'il tient pendant ses nombreuses années de malade : « ce que j'ai souffert hier soir — le talon et les côtes ! La torture... pas de mots pour rendre ça, il faut des cris. D'abord, à quoi ça sert, les mots, pour tout ce qu'il y a de vraiment senti en douleur (comme en passion) ? Ils arrivent quand c'est fini, apaisé. Ils parlent de souvenirs, impuissants ou menteurs ». La douleur épuise, anéantit le soi, disloque le sujet. Le soignant, s'appuyant sur la fraternité, n'abandonne pas celui qui est pris par la douleur, et va, avec tact, rechercher comment soulager celui qui lui est confié.

L'expérience clinique de la douleur et de la souffrance oblige les soignants à l'humanité. Un pas derrière, ils se mettent à l'école de l'homme souffrant, pour essayer de le soulager et de l'accompagner. Si la souffrance n'est pas la douleur, comme l'enseignait Ricœur dans sa célèbre conférence, si la douleur semble toucher avant tout le corps, être plus objective, et la souffrance liée aux symboles, aux représentations et aux sens, il n'empêche. La douleur amène la souffrance, la souffrance se transcrit dans le corps qui devient douloureux. Douleur et souffrance nous font faire l'expérience de l'incarnation, l'impossible séparation de l'esprit et du corps. L'on éprouve l'union indéfectible de l'un et l'autre par la chair, par le *pathos*. Soulager les douleurs, c'est répondre à l'obligation soignante de ne pas abandonner les patients pour chercher, par tâtonnement, à permettre jusqu'au dernier souffle, d'affirmer pour soi, de dire « Je », de s'éprouver vivant dans un *pathos* irréductible. « La douleur d'autrui devrait stimuler nos facultés d'y mettre un terme et de prodiguer une consolation autre qu'intentionnelle ou religieuse. Lutter contre la douleur qui accapare un individu et l'assujettit à une condition d'existence inhumaine, c'est concevoir les modalités d'un engagement avec lui, pour lui, à son service et au nom de sa cause »[173].

Or les soignants de soins palliatifs, pour essayer de soulager la douleur, pour accompagner autrui dans les expériences les plus négatives, car capables d'anéantir le sujet, honorent un pacte de non-abandon. Ce pacte de non-abandon leur est confié par la société et par l'État. C'est aux soignants qu'il revient d'accomplir la tâche de soigner et soulager dans les extrémités de nos vies. C'est à eux que nous sommes confiés. Les soignants reçoivent ce mandat – leurs pratiques sont encadrées par la loi, comme par les procédures institutionnelles de l'hôpital, comme par la déontologie de leurs professions. L'expertise soignante des soins palliatifs manifeste bien que lorsqu'une douleur massive est vécue, que l'on ne parvient pas à la soulager, alors elle est l'épiphanie trouble d'une souffrance[174]. Incertitude et inquiétude sont les maîtres-mots d'une expérience clinique, faite de tâtonnement et d'herméneutique, ce qui ne permet pas de séparer souffrance et douleur pour parvenir à la pureté d'un concept. Entre les deux se nichent une virgule, une articulation, qui, bien souvent, est le lieu du nœud de la prise en soin et de son dénouement.

Distinguer souffrance et douleur est utile pour la clinique. Cela permet de guider et d'orienter l'action soignante. Cependant, nous ne pouvons nous affranchir d'un *continuum* entre ce qui relève de la douleur et ce qui relève de la souffrance. Face à la douleur, il n'est pas possible de privilégier la conscience uniquement. Ce serait nier les réalités des patients, tordus par la douleur, suppliciés, prostrés, perclus et reclus. Dans cet état, il est impossible d'entrer en relation, de retrouver une hospitalité en soi. Tout devient hostile. Ce n'est donc pas la recherche de la conscience qui doit nous guider, mais bien l'Ipséité, le *pathos*. Sans jamais abandonner les patients, on cherche à leur permettre de retrouver de l'hospitalité face à

173 Emmanuel Hirsch, *Le devoir de non-abandon. Pour une éthique hospitalière du soin*, Paris, Le Cerf, 2004, p. 152.

174 Propos tenus par Ségolène Perruchio, chef de service de soins palliatifs à Puteaux, vice-présidente de la Société française d'accompagnement et de soins palliatifs, lors du séminaire de recherche de l'École de Santé de l'Institut Catholique de Paris intitulé « Santé, souffrance et institutions » lors de la séance inaugurale du 20 novembre 2023.

l'hostilité, de préserver les relations. Fonction des cadres symboliques de celui qui souffre, de ses croyances, la douleur revêtira diverses significations. C'est aux soignants de se mettre à l'écoute des patients et de leurs vécus. Les soignants ont pour mission de ne pas abandonner, d'être là. La patiente qui sans cesse appelle dans les couloirs, dans une plainte infinie et épuisante : il faut se tenir à ses côtés (et non pas tenir). Celui qui est défiguré : il faut se tenir à ses côtés. Celui qui sent une odeur épouvantable : il faut se tenir à ses côtés. Les soignants ont pour mission de ne jamais renoncer, dans l'épreuve de la défiguration, à chercher l'autre comme celui qui est notre *alter-ego*, notre frère.

Dans l'épreuve de la souffrance et de la douleur, la plainte et le cri revêtent la dimension de la supplique. Pour Levinas, c'est là l'origine de la prière, une parole adressée à l'absent. C'est cette parole que les soignants recueillent pour la considérer, puis pour agir afin de soulager et accompagner celui qui leur est confié, celui qui se confie à eux. Le devoir du soin est fondé sur le combat contre la douleur. « Alors que (le contrôle de la douleur) peut encore échapper aux stratégies thérapeutiques, elle n'en constitue pas moins l'expression d'une vulnérabilité et d'une sensibilité qui sollicitent l'humanité. (…) La douleur demeure au cœur du soin puisqu'il a précisément pour vocation de l'apaiser et parfois de la vaincre »[175]. Ne pas abandonner l'autre, c'est accueillir les méandres d'un « *pathos* avec » qui s'appuie sur son propre *pathos* pour rencontrer autrui. C'est œuvrer, au cœur des méandres de nos existences où se mêlent visible et invisible, au service de l'épiphanie de la personne. Nous accueillons l'opacité et le trouble, sans jamais renoncer à servir l'autre – quitte à se faire relayer, se passer la main, dans une cordée de soignants au service de la recherche de la communion.

3 | Souffrance et vie

Parce que nous sommes pris dans le *pathos*, nous pâtissons. Le fait d'éprouver quelque chose de façon permanente nous confronte sans cesse au jouir et au souffrir. Dans l'immanence,

175 Emmanuel Hirsch, *Le devoir de non-abandon. Pour une éthique hospitalière*, *op. cit.*, p. 161.

le *pathos* s'éprouve et se dévoile dans le jouir et le souffrir qui se répondent. Le dynamisme de la vie, son mouvement, son autorévélation n'est possible que dans ce *pathos* qui s'exprime dans ces deux tonalités fondamentales que sont le jouir et le souffrir. C'est certainement pour cette raison que la promesse de ne pas souffrir que la médecine a faite ne peut être tenue. S'il est possible d'engager tous les moyens pour empêcher la douleur, la souffrance, elle reste opaque. Ce qui ne signifie pas qu'il faille se résoudre à la souffrance, capituler. En offrant une présence, nous n'abandonnons pas autrui dans sa souffrance. Ne pas renoncer à imaginer, à agir, mais accueillir une limite à l'action soignante : limite qui nous fait buter sur l'humanité. Limite propre à notre incarnation. Tous, nous avons une façon d'être au monde qui s'enracine dans un éprouvé.

Dans la phénoménologie henryenne, le philosophe explique que si nous pouvons voir une douleur, nous ne pouvons jamais voir une souffrance. Elle nous convoque aux confins du « *pathos* avec » pour soulager et accompagner. Aller au bout de notre humanité, c'est être au côté de celui qui souffre, dans une impuissance puissante, dans une puissance impuissante. Puissance d'un agir qui esquisse, tâtonne, ne renonce jamais pour accompagner. Impuissance, car on ne peut guérir d'être incarné. Porter ce paradoxe pour aller jusqu'aux confins de nos humanités et se tenir présent, au côté de celui qui souffre.

Voir une radiologie qui montre un bras cassé, observer un cancer métastasé, panser une plaie et ses sutures, nettoyer des escarres à vif, refaire les pansements d'un grand brûlé : ces situations mettent en lumière la douleur comme ce qui est visible. Le visible ne peut faire deviner ce qui est invisible : la souffrance vécue et endurée. Il en est la trace, l'attestation. La souffrance ne se voit jamais, elle est invisible, comme la Vie. La souffrance n'est jamais LA souffrance, mais toujours la souffrance d'une personne : la sienne, la nôtre. Les soignants s'appuient sur le visible pour panser l'invisible. C'est pour cela qu'ils sont partagés entre puissance et impuissance. Le jeu entre puissance et impuissance ne stérilise pas le soin, mais le féconde. La toute-puissance médicale, elle, stérilise le soin, tout comme l'abandon du soin, qui est un non-soin. Porter ce paradoxe de passivité et de pauvreté rend possible toute activité, tout pouvoir. C'est alors consentir à l'incarnation et se tenir sur la ligne de crête cherchant à servir l'humanité dans sa dignité la plus profonde.

La Vie telle qu'elle s'est donnée à l'homme dans sa vie propre, dans sa vie personnelle, est faite de cette subjectivité, de cette affectivité qui permet à l'Ipséité de prendre chair dans le jouir et le « se souffrir » de soi. Le « *pathos* avec » permet de reconnaître les tonalités fondamentales de la Vie dans la vie d'autrui pour mieux le rejoindre et l'accompagner, c'est lui qui fonde la communauté invisible. Pourtant ce « *pathos* avec » n'est pas la négation de la tonalité propre que revêt chaque émotion dans l'affectivité primordiale du sujet. Il puise à la nappe phréatique et souterraine commune pour rejoindre l'autre et l'accompagner.

L'apparition de tout sujet, avant même d'être dans le monde, n'est possible que dans l'affectivité, dans le pâtir : le vivant qui se révèle à lui-même dans l'éprouvé du jouir de soi et du se souffrir de soi. Parce que le sujet se dévoile dans le *pathos*, le monde peut apparaître à son tour dans son objectivité. Le soin comme prise en soin du pâtir oblige à se laisser toucher par le pâtir d'autrui. Les deux tonalités primitives de l'existence que sont le jouir et le souffrir manifestent la réversibilité permanente des états affectifs. Cette réversibilité se traduit par le fait qu'une grande joie peut se transformer en immense souffrance, qu'une immense souffrance peut devenir le lieu d'une renaissance. La réversibilité des sentiments nous fait toucher les possibilités des métamorphoses de l'homme. Le soignant, parce qu'il en a l'expérience, œuvre pour ouvrir des possibles là où tout semble fermé. Il s'appuie sur la réversibilité des sentiments, sur l'affectivité, sur le *pathos*, pour ne pas laisser la souffrance anéantir autrui. Le soignant sait qu'il peut être surpris, à tout moment, à tout instant, par le chemin que peut parcourir son patient. Le « *pathos* avec » permet de mieux penser la surprise. Le non-abandon des soignants est une promesse remplie d'espérance : il est possible qu'une nouvelle allure de la vie s'esquisse puis s'affirme. Les soignants ne renonceront pas à la chercher, avec nous, à nos côtés, jusqu'à notre dernier souffle. Si aucun des soignants ne peut promettre que la surprise va advenir, le soin est fondé par ce pacte implicite qui justifie l'engagement dans ce métier éprouvant. Épuiser cette promesse en les remplaçant par des actes techniques, c'est épuiser le soin lui-même, le stériliser.

Il ne s'agit pas d'ajouter de la vie à la vie, mais d'œuvrer à la vie de chaque personne, en accueillant une part d'impuissance qui renouvelle l'action soignante. Les soignants, puisant dans l'incarnation, peuvent imaginer mieux, soigner mieux. Cette impuissance oblige à reconnaître qu'il est impossible de promettre de ne pas souffrir, sauf à anesthésier la vie, à renoncer au vivant dans l'expression de sa propre personnalité. Affirmer cela et tenir que la souffrance n'a pas de sens prédonné. Il s'agit d'accompagner et de soulager l'autre quoiqu'il arrive. C'est là que réside le plus grand paradoxe du soin. L'occulter, c'est perdre le soin dans sa richesse infinie, toujours à redécouvrir et à redéployer. Le soignant se trouve confronté au déploiement de vertu dans l'exercice du soin. Affirmer la nécessité des vertus pour soigner est-ce revenir à une utopie identifiant le soignant et le soin ? Utopie qui produirait alors un écrasement de la chair, du *pathos*, de la personne, au profit d'une idée ?

4.

De l'épreuve des vertus dans le soin

Le soin pensé comme lieu de fraternité honore la fragilité des vivants. Il porte attention aux vulnérabilités et aux réversibilités des situations et des sentiments. Est-ce qu'il n'obligerait pas les soignants à devenir des héros ou des saints ? Ne deviendrait-il pas la négation des soignants, de leur chair, au profit de celle des soignés ? L'alliance recherchée deviendrait alors impossible (1). Il nous faut aller jusqu'au bout de la fraternité, fondée par l'incarnation, pour mieux comprendre l'importance de l'amitié et ne pas nier les soignants dans leurs propres *pathos* (2).

1 | Héroïcité ou sainteté ?

Peut-on imposer à quelqu'un de devenir un héros ou un saint ? Une philosophie de l'incarnation, qui s'appuie sur la chair et promeut le soin, ne serait-elle pas en définitive une injonction morale au profit des patients ? Elle ne parviendrait pas à considérer les soignants ? Quand bien même c'est pour servir leurs prochains qu'ils ont choisi un métier aussi engageant, doivent-ils le faire en se sacrifiant ? Appeler à la vertu des soignants, est-ce les nier en tant que personne ? L'institution peut devenir le frein à une rencontre espérée, tout simplement parce qu'elle amène la négation des besoins et désirs d'une personne au profit d'une autre, au motif légitime qu'elle est plus vulnérable. L'institution est orientée au service du plus vulnérable, c'est sa raison d'être. En elle-même, elle possède une logique organisationnelle et une nécessité d'équilibre financier. C'est ce qui permet de soigner le maximum de personnes. La logique d'une institution souligne l'importance de l'universel, parfois au déficit du personnel, du singulier. Le soin réclame une rencontre. Sans cette rencontre, il ne peut y avoir d'alliance thérapeutique.

Le paradoxe d'une institution qui sert l'homme en portant une idée universelle, et qui le sert aussi par l'effectuation du geste du soin (donc par l'incarnation) peut féconder ou stériliser le geste du soin. L'institution peut devenir le frein à la rencontre que soignants et patients espèrent. Les soignants peuvent échouer à la créer. Sans subsidiarité, petit à petit, les soignants deviennent des prescripteurs. Ils délivrent un service, sans que l'on fasse appel à ce qu'ils sont pour agir. L'on s'appuie uniquement sur les compétences qu'ils possèdent. Ils sont réduits à des techniciens, au service d'impératifs d'efficacité et de rentabilité. La comptabilisation du temps de toilette, des plateaux-repas et de l'aide apportée pour manger en sont des illustrations. L'épuisement qu'induit le fait de lutter contre une masse inerte, mais organisée qu'est l'hôpital, conduit les soignants à capituler. Le sentiment de devenir Don Quichotte, se battant contre des moulins à vent, rend quasiment vaine toute velléité de se révolter. C'est ainsi que l'institution devient un empêchement à vivre pour tous.

L'institution peut épuiser la responsabilité personnelle qu'elle est censée induire. L'on en vient à renoncer à la relation, à ne plus juger de ce qu'est le juste soin pour se tenir aux injonctions institutionnelles. Comment, lorsque l'on manque de personnel dans son service, résoudre un dilemme ? Par exemple, celui de parvenir à faire la toilette de tous, tout en honorant la personne que l'on rencontre à un instant précis ? Juger, c'est transcender les limites individuelles pour justement prendre en considération autrui : « la faculté de juger repose sur un accord potentiel avec autrui, et le processus de pensée en acte dans le jugement n'est pas, comme dans le processus mental du pur raisonnement, un dialogue entre moi et moi-même ; il se trouve toujours et primitivement, même si je suis tout à fait seul à faire mon choix, dans une communication anticipée avec autrui avec qui je sais finalement devoir trouver un accord. C'est de cet accord potentiel que le jugement tire sa validité spécifique »[176]. C'est en ce sens que juger est une des activités les plus importantes humainement, elle consiste en un partage du monde avec autrui. Refuser de juger faute de pouvoir lutter contre une institution, c'est renoncer au vivre ensemble nécessaire à l'institution pour qu'elle puisse perdurer et l'ouvrir à cette banalité du mal quotidienne qui va épuiser sa signification au sein même du monde commun. Qu'est-ce que pouvoir rencontrer son prochain ? Pour Ricœur, « le prochain, c'est la conduite même de se rendre présent »[177]. L'institution n'est-elle pas, paradoxalement, ce qui empêche toute rencontre ?

Au sein de la souffrance des soignants, de plus en plus palpable, c'est ce qui semble se manifester de plus en plus violemment. L'événement d'une rencontre est empêché par les procédures, les protocoles et le temps disponible pour chacun, mesuré quantitativement et non plus qualitativement. Quand bien même l'on sait que si l'on ne prend pas le temps de rassurer un patient anxieux, il s'épuisera à rappeler jusqu'à obtenir une véritable réponse, venant à bout de toute patience, faisant perdre ce temps précieux après quoi l'on ne cesse de courir. L'on risque fort de se réfugier derrière des techniques médicales, des médicaments donnés pour se donner l'illusion d'avoir répondu aux demandes de présence, de réassurance. Lorsque Ricœur développe le thème du *socius* et du prochain, il commente la parabole du bon Samaritain. À propos du prêtre, du lévite, qui passent leur chemin devant la détresse d'autrui, il nous commente leur indifférence en expliquant que leur fonction sociale les absorbe. Elle les rend indisponibles à tout surgissement d'une rencontre. « En eux l'institution obture l'accès à l'événement »[178]. Rencontrer son prochain implique de nouer une relation personnelle sans la cantonner au rôle social auquel il est soumis. Il s'agit d'aller par-delà toute médiation sociale, afin que la signification de cette rencontre ne soit pas réduite uniquement à l'histoire extérieure à soi, qui se déroule en dehors de soi. La rencontre s'enracine dans l'histoire subjective qui fait que l'autre compte pour moi, qu'il a du prix à mes yeux. Le philosophe

176 Hannah Arendt, *La crise de la culture*, « La crise de la culture. La portée sociale et politique », Paris, Folio Essai, 1972, p. 281.

177 Paul Ricœur, *Histoire et Vérité*, « Le socius et le prochain », Paris, Seuil, 1967, p. 114.

178 *Ibid.*, p. 114.

poursuit son raisonnement en nous faisant comprendre que nous sommes entourés de médiations. Nous vivons dans un monde du *socius* où chacun possède un rôle, une fonction sociale. Et par cette médiation nous entrons en relation avec autrui.

La relation est médiate, nous atteignons la personne en tant qu'elle est quelqu'un. Ce fait est constitutif de l'histoire humaine. « Le départ de l'homme c'est à la fois le départ du langage, de l'outil, de l'institution : à partir de là il n'y a plus que des questions de degré, mais pas de questions de différence de nature entre une existence sociale soi-disant naturelle et une existence sociale artificielle »[179]. Notre époque est devenue plus sensible à ces progrès liés à la médiation sociale, car ils correspondent à notre demande de bien-être et de sécurité. Ce qui exige une planification rigide et une lourdeur de la technicité sociale. Ce constat peut nous amener à croire que nous ne pouvons plus rencontrer l'autre pour ce qu'il est essentiellement, mais pour ce qu'il fait. Nous pouvons nous laisser aller à le déplorer. Ce serait glisser dans l'onirisme, rêver d'un monde mythique, sans artifice. Il faudrait choisir entre *socius* et prochain. « Le *socius* est l'homme de l'histoire, le prochain, l'homme du regret, du rêve, du mythe »[180]. On pourrait penser que toute rencontre avec un prochain doit être fortuite, appartenant au pittoresque d'un récit. Il nous faut accepter de repenser le *socius* et le prochain en prenant acte de ce jeu des oppositions, en tentant de comprendre quelle médiation l'on peut opérer pour ne perdre aucun des bénéfices de l'un et de l'autre. Il s'agit de retrouver l'unité d'intention qui se trouve aux origines de la diversité de nos relations à autrui.

S'il existe un chemin vers l'amour dans la rencontre du prochain, il est indéniable que l'institution n'a été voulue que par amour (entendu comme recherche de la justice), pour protéger autrui, car la charité individuelle était déficiente. Elle ne pouvait répondre à tous les besoins. « La justice est le dynamisme de l'ordre, et l'ordre, la forme de la justice »[181]. C'est cette dialectique de la justice et de l'ordre qui amène la question de la charité en ordonnant la relation courte des personnes à la relation longue

179 *Ibid.*, p. 116.
180 *Ibid.*, p. 119.
181 *Ibid.*, p. 120.

des institutions. Les deux prennent sur elles la souffrance d'autrui. « Tantôt la relation personnelle au prochain passe par la relation au socius, tantôt elle s'élabore en marge ; tantôt elle se dresse contre la relation au socius »[182]. La justice distributive est devenue une voie privilégiée de la charité. Néanmoins, elle ne doit s'exercer que dans une saine subsidiarité. L'institution ne peut opérer la reconnaissance liée à la rencontre d'un prochain. Cette rencontre appartient à la responsabilité personnelle de chacun.

En revanche, l'institution n'existe que pour permettre cette rencontre, la rendre possible. « L'événement de la rencontre est fugitif et fragile ; dès qu'il est consolidé dans une relation durable et consistante, il est déjà une institution »[183]. C'est pour cela que la condition commune, en tant qu'elle dit quelque chose d'un malheur collectif, se construit sur le monde d'un prochain concret au pluriel, et abstrait au singulier. Il n'y a de vie protégée que par une institution (une puissance politique). Dès lors le *socius* est une des conditions qui permet de faire advenir la rencontre avec le prochain. L'abstrait devient une protection pour le concret, le social devient une protection pour l'intime. S'il existe un maléfice propre à toute institution, c'est bien celui de l'objectivation. « Les grands appareils de la justice attributive, de la Sécurité sociale, sont souvent pénétrés d'une mentalité inhumaine à force d'être anonymes, comme si l'administration étendue des choses aux hommes était empreinte d'une étrange passion cancéreuse, la passion du fonctionnement abstrait » [184]. Les institutions nous confrontent à la notion de pouvoir, de puissance et d'impuissance. L'outillage technique offre une possibilité de domination. Le prochain doit amener à resubjectiviser la relation, à faire prendre conscience du maléfice qui œuvre et qui conduit à la dépersonnalisation d'autrui ainsi qu'à la sienne propre. Ce maléfice entraîne un déficit de responsabilité personnelle. Il conduit à accuser l'instrument qu'est l'institution de produire de la déshumanisation. L'erreur d'une institution est probablement d'être trop vaste, trop horizontale, ce qui la rend trop grande et purement technique. En ce sens, ce n'est pas une faute. L'humanisation est une question avant tout éthique et non technique. La démesure ne porte pas sur les moyens, mais

182 *Ibid.*, p. 121.
183 *Ibidem.*
184 *Ibid.*, p. 123.

sur la façon d'objectiver les relations humaines (mesurer le temps imparti pour les toilettes intimes par exemple). Le social devient ce qui obture l'accès à la personne, il cache la profondeur des relations humaines, cantonnant chacun à un masque, un rôle de façade.

On pourrait penser que la crise de l'hôpital est un facteur d'espérance. La profondeur de toute relation humaine ne tend à apparaître que lorsque le social est mis en échec. L'institution sort de son sommeil technocratique. Le prochain est la critique permanente d'un lien social, car il ne se juge qu'à la mesure de l'amour. Si la mesure est celle de l'amour, nous ne sommes jamais justifiés. Le prochain devient cette exigence à double face : celui que je rencontre et celui qui m'est lointain. Il ne faut jamais perdre de vue que « le sens final des institutions, c'est le service rendu à travers elles à des personnes »[185]. Nous demandons aux soignants de ne pas se résigner face à ce maléfice institutionnel qui les entoure. Mais le politique, continuant de calquer des solutions techniques à des questions existentielles, n'accroît-il pas de façon inévitable le mal ? Nous voudrions que les soignants deviennent de nouveaux saints laïques, s'oubliant toujours eux-mêmes, sans cesse immergés (submergés ?) dans la charité, faisant fi de tout contexte institutionnel et politique. Ne sommes-nous pas, en tant que patients, plongés dans le mythe d'une charité non pas personnelle, mais institutionnelle ? Si les soignants ont le devoir de ne pas se dédouaner de leur responsabilité, peut-être faudrait-il aussi que l'on s'interroge en profondeur sur le sens de la crise hospitalière, sur celle de la fin de vie, qui est symptomatique de nos errements en tant que société ?

2 | De la nécessité de l'amitié dans le soin

C'est cette relation d'amitié qui doit fonder la relation de soin entre l'homme souffrant et l'homme soignant. L'amitié préserve la subjectivité de chacun dans le respect de son incarnation. La passivité dans un monde d'action nous convoque et nous dérange. La passivité de l'agonie nous effraie. Elle n'introduit plus réellement la question du savoir-faire. Ouvre-t-elle celle du savoir-être ? Le savoir-faire reste une de nos sécurités. Cela nous permet de nous

185 *Ibid.*, p. 126.

accrocher à quelque chose lorsque l'irruption du mal et de la souffrance ébranlent notre façon de vivre, jusqu'à vouloir la perte, la mort, de soi et de l'autre. Nous le redisons une dernière fois, ce savoir-faire est nécessaire. Il doit s'améliorer, progresser pour offrir toujours plus de possibilités, pour parvenir à soulager au mieux l'homme souffrant. Néanmoins, toute action déployée, toutes les connaissances scientifiques et techniciennes engagées ne sauront répondre à l'appel de cette vie qui lutte à mort. Technique et médecine ne peuvent englober et écraser les questions existentielles qui surgissent face à la mort. Affronter le non-sens, donner du sens ? Faire face à l'absurde, se résigner, se révolter, consentir, c'est là que se joue le combat d'humanité.

« Parce que, en son autoaffection, la vie n'"est" que comme ipséité et ainsi comme Individu transcendantal, parce que cette Parousie de l'être se répète indéfiniment, alors chacune de ces vies (de ces subjectivités absolues) se trouve en relation d'extériorité radicale avec toutes les autres, extériorité dont la forme phénoménale est le monde. En celui-ci, chaque vie se rapporte aux autres et à soi-même, à la nature enfin en tant qu'autre de ce monde »[186]. C'est pour cela que l'urgence, en fin de vie, n'est autre que celle de l'amitié *philia*, qui, si elle peut, pourrait parvenir à l'amour *agapè*. Mais, institutionnellement, c'est la seule *philia* que l'on peut promouvoir. *L'agapè* quant à elle ne peut être qu'un choix intime renouvelé au quotidien. Nous l'avons vu, l'amour *philia* est un amour utilitariste. Il permet de fonder une relation de soi impliquant mutualité et réciprocité. La reconnaissance d'autrui pour ce qu'il a de plus riche, parce qu'il est mon frère, permet d'affronter *l'agôn* de la fin de vie. Celui qui accompagne, parce qu'il est ouvert à la rencontre, ne se sent plus maltraitant. La qualité des relations que le soignant noue est le véritable indice d'un métier qui permet l'épanouissement. Parce qu'il y a amitié, parce qu'il y a amour, c'est bien le respect d'autrui, jusque dans ce qu'il est de plus précieux, qui guide le geste thérapeutique. Le consentement est restauré à sa place fondatrice. L'on peut accepter pour l'autre des demandes qui sont « déraisonnables » en termes de santé, car l'on sait que l'essentiel n'est pas tant l'objectivité de la santé, que la subjectivité de l'homme en tant qu'il est sujet.

186 Michel Henry, *La Barbarie*, Paris, PUF, 2001, p. 153.

Accepter que l'autre mette fin à des traitements qui lui semblent déraisonnables, lui permettre de vivre des instants déraisonnables, sortir d'une illusoire sécurité qui en vient à aseptiser la vie voire à l'anesthésier, c'est chercher à restaurer la vie dans sa dimension radicale d'immanence. C'est permettre à chacun de se déployer dans une subjectivité. Si la loi ne se trompe pas en affirmant que le consentement doit être l'acte fondateur autorisant toute relation de soin, c'est bien parce que la santé n'est qu'une partie de la personne, et que servir la personne n'est pas uniquement prendre soin de la santé.

En revanche, elle s'illusionne en pensant pouvoir résoudre le conflit dans la relation médecin-soignant en imposant aux médecins de poser des gestes techniques à la demande des patients, particulièrement en fin de vie. L'existence ne se réduit pas et ne pourra jamais se réduire à des questions et des actes techniques. Le fossé d'incompréhension ne peut que grandir, le silence face aux questions existentielles ne peut que s'accroître. La solitude de celui qui meurt aussi. Si le consentement est au cœur de toute relation thérapeutique, il faut qu'il puisse se décliner au sein d'une relation qui soit alliance et non lutte de pouvoir. C'est ici que peuvent surgir la fraternité et l'amitié. C'est ici que peut naître la relation soignant-soigné, dans le pâtir de la vie, dans la subjectivité de deux *socius* qui se rencontrent et qui doivent parvenir à l'événement d'une reconnaissance, celle d'un prochain que les soignants servent.

Tout homme est fragile. Tout homme peut devenir vulnérable. Les soignants se consacrent aux soins de l'homme devenu vulnérable. Ils reçoivent un mandat de la société pour le faire. Ils s'engagent aussi personnellement dans l'action de soigner. Eux-mêmes se reconnaissent fragiles. S'ils sont capables de s'approcher de l'homme vulnérable, c'est parce qu'ils sont *pathos*, et qu'ils peuvent s'appuyer sur le « *pathos avec* ». Ils savent d'expérience que ceux qu'ils soignent peuvent devenir leurs soignants : la vulnérabilité n'est pas un état définitif. Elle est réversible. Nous pouvons être vulnérables sur certaines choses et fragiles sur d'autres. La force qui se dévoile dans l'expérience de fragilité peut soigner la vulnérabilité. La réversibilité de l'expérience de la fragilité et de la vulnérabilité fonde toute possibilité de mutualité et de réciprocité dans le soin. Tout part du *pathos*, de la Vie qui se dévoile dans nos vies, pour que le soin puisse devenir l'expression même du « *pathos* avec », de la fraternité. Autonomie et dignité ne peuvent plus être des Idées, mais ces concepts doivent s'incarner dans le *pathos* de chaque vivant, vérifiés par les actions posées grâce au « *pathos* avec ». Faute de quoi l'on perd le soin. La philosophie intentionnelle doit faire place à une phénoménologie non intentionnelle pour que le soin ne s'épuise pas dans les paradoxes propres à l'incarnation. L'incarnation est la virgule entre le visible et l'invisible. Les soins palliatifs recherchent de façon constante le consentement de la personne qu'ils soignent. Tâtonnant pour mieux s'adapter, ils recherchent l'alliance avec leurs patients : ils dévoilent l'incarnation de tout homme en faisant cela. L'impératif éthique de non-abandon de ses patients n'est plus un impératif moral. Il devient un impératif fondé sur la chair, et non pas sur une idée du bien. Le consentement est la manifestation du dévoilement d'une ontologie de la chair, soucieuse de permettre à chaque ipséité de se dévoiler jusqu'au bout, jusqu'à son dernier souffle. Ce souci n'est possible que parce que nous sommes des frères, que la fraternité s'inscrit dans une origine commune : celle du *pathos*, permettant tout « *pathos* avec ». Les soins en fin de vie dévoilent, par clair-obscur, que la philosophie du soin trouve ses fondations dans l'incarnation, dévoilement d'un invisible dans un monde privilégiant le visible.

PARTIE IV

L'épreuve de la fin de vie comme dévoilement, par clair-obscur d'une philosophie du soin

La philosophie du soin, irriguée par la pensée de l'incarnation et sur laquelle les soins palliatifs peuvent s'appuyer, met en lumière de façon privilégiée l'attention portée à la personne dans son ensemble. C'est ce que Cicely Saunders proposait lorsqu'elle parlait de *global pain*, et de *total care*. Partant de ce souhait de porter assistance à celui qui souffre, se dégage alors un souci inédit : celui de répondre aux désirs de mort face à l'épuisement et la destruction que la douleur produit en ouvrant de nouveaux possibles (1). La philosophie du soin, vitaliste et incarnée, permet aussi de proposer des antidotes face à la souffrance soignante, mise à l'épreuve par la détresse empathique et les *burn-out*, pour ouvrir à l'affirmation d'une fraternité entre vivants qui n'est pas négation de l'un au profit de l'autre. Prendre soin du vivant, de tout vivant, c'est choisir résolument la fraternité (2).

1.

Global pain/ total care

Cicely Saunders est présentée comme une des fondatrices des soins palliatifs. Anglaise, elle débute comme élève infirmière au St Christopher Hospital à Londres. Elle fait une expérience d'accompagnement bouleversante en 1947. Son patient, David Tasma, a survécu au drame du ghetto de Varsovie. À 40 ans, il est en train de mourir d'un cancer. Cicely Saunders le rencontre alors qu'il occupe un lit d'hôpital dans un service actif. On lui confie les problèmes liés à sa prise en charge technique, elle va découvrir l'importance de la prise en soin. Elle va tenter d'accompagner son patient dans la détresse physique et morale qu'il vit. Par des visites régulières, ils vont construire une véritable alliance. Il va parcourir un chemin de réconciliation pour mourir pacifié. David va être le patient qui révèle à Cycely Saunders ce qu'elle désire être comme soignante et ce qu'elle veut offrir comme accompagnement à ses patients. « Elle n'hésita pas à évoquer David comme celui « que plusieurs d'entre nous considèrent comme le véritable fondateur de *St Christopher's Hospice* et d'une bonne part de l'élan donné au mouvement des hospices. » Ces propos surprenants devaient être repris et amplifiés dans l'important article qu'elle donna, quelques mois plus tard, à la Revue *Palliative Medecine* (Saunders, 1993) »[187]. Le Saint Christopher Hospice peut désormais naître grâce à ce

187 Marie-Louise Lamau, « Origine et inspiration. Cicely Saunders à la naissance des soins palliatifs », *Revue d'éthique et de théologie morale*, n° 282, 2014/5, p. 55-81. DOI: 10.3917/retm.282.0055; https://www.cairn.info/revue-d-ethique-et-de-theologie-morale-2014-5-page-55.htm

mûrissement qui se produit dans cette relation unique. C'est ainsi que l'intuition fondatrice apparaît. C'est pourquoi les soins palliatifs portent une attention particulière à chacun. Face aux désirs de mort de chacun, les soignants cherchent à honorer les désirs de vie (1). Il faut choisir une posture d'humilité face aux ambivalences humaines (2).

1 | Désir de mort et désir de vie

« Quand David mourut, raconte-t-elle, dans le calme et ayant fait personnellement la paix avec le Dieu de ses pères, il me laissa l'assurance qu'il avait trouvé ses propres réponses et que toute notre activité soignante devait donner une totale liberté aux autres de faire leur propre chemin dans la recherche du sens de leur vie »[188], écrit Cicely Saunders. Les soins palliatifs ont toujours porté une attention toute particulière aux désirs de mort énoncés par leurs patients, pour tenter avec eux, un pas derrière eux, de les accompagner. Pour ce faire, ils engagent toutes leurs compétences pour soulager afin que le désir de mort, s'il est bien l'expression d'un refus de la vie telle qu'elle se donne à un instant précis, puisse être accompagné, considéré, afin que le désir latent de vivre puisse surgir de nouveau. Ce refus d'abandonner au désir de mort les patients, c'est ce qui fonde les soins palliatifs, c'est ce qui fonde les soins. C'est pour cela qu'il n'est pas possible d'abandonner son patient. Les soignants s'engagent en promettant non pas de parvenir à supprimer toute souffrance, mais en promettant d'être là quoiqu'il arrive, quoiqu'il se passe, pour tenir la main de la personne qui souffre.

Cicely Saunders est la première à parler du concept de « *global pain* ». Cette « douleur totale » ne peut être prise en soin sans un accompagnement qui cherche à soulager, soigner autant le corps que l'esprit. Ne s'occuper que d'un versant de la douleur, sans porter attention à ce que nous nommons la chair, ce qu'elle nomme le « *total care* », c'est échouer à véritablement accompagner et soulager la personne. C'est l'abandonner. Pour Cicely Saunders, ce n'est pas envisageable. Aujourd'hui, les partisans d'un protocole

188 *Ibidem*.

de mort provoquée expriment le fait que le désir de mort doit l'emporter sur le désir de vivre.

Les soins palliatifs redisent avec raison, à l'image de cette figure du médecin qu'est Cicely, qu'il faut s'acharner à soulager, chercher sans cesse, se corriger toujours, mais ne pas abandonner son patient. Pourtant, force est de constater que les désirs de mort exprimés deviennent plus fréquents. Comment considérer la demande de son patient ? « Il n'est plus exceptionnel qu'une personne en fin de vie exprime un désir de mort, voire de suicide assisté ou d'euthanasie. Confrontés à une telle situation, nous pouvons être tentés, selon nos valeurs personnelles, de clore prématurément le dialogue ou de soutenir la demande sans explorer ce qui la motive. Une telle attitude est susceptible d'induire un sentiment accru de solitude chez le patient et empêche l'identification de souffrances qui pourraient être allégées. Une discussion ouverte permet d'aborder avec lui ses attentes et ses craintes, ses connaissances quant aux options de soins disponibles en fin de vie, ses ressources et ses souffrances. L'engagement du médecin et de l'ensemble des soignants impliqués à répondre au mieux de leurs moyens à sa souffrance contribue fréquemment à la soulager, un tant soit peu »[189].

Comment évaluer un désir de mort et un désir de vivre ? La dépression n'est-elle pas un trouble, par exemple, qui signale qu'il faut que la personne puisse trouver une nouvelle façon de conduire sa vie ? Cette nouvelle allure de la vie est-elle cachée ? Faut-il la découvrir ? La réversibilité de la joie et de la souffrance souligne l'importance d'une grande prudence face à une souffrance qui serait absolue, définitive et sans issue. Henry écrit dans un roman, à propos des grands malades psychiques : « je me disais aussi devant tant d'apathie qu'ils avaient trop souffert, que l'insensibilité est peut-être l'ultime action de la vie pour se protéger et ne pas périr. Mais alors elle avait si bien réussi dans son entreprise que plus rien en effet ne la distinguais de la mort »[190]. Ne plus rien désirer, c'est se protéger comme on peut d'une extrême souffrance,

189 Mazzocato, C. et Benaroyo, L., « Désir de mort, désir de vie et fin de vie », *Rev Med Suisse*, 2009/203 (vol. 5), p. 1076-1079. DOI: 10.53738/REVMED.2009.5.203.1076 ; https://www.revmed.ch/revue-medicale-suisse/2009/revue-medicale-suisse-203/desir-de-mort-desir-de-vie-et-fin-de-vie

190 Michel Henry, *Le fils du Roi*, Paris, Gallimard, 1991, pp. 130-131.

jusqu'à parfois vouloir sortir de son corps, jusqu'à vouloir la mort. Les soignants eux-mêmes ne cessent de faire l'expérience de surprises jusque dans les extrémités de la vie. L'inattendu survient, espéré certes, mais il ne se produit jamais sur commande. Cet inattendu, cette surprise, c'est ce qui amène les soignants à ne pas renoncer, à ne pas abandonner, et à chercher, imaginer plus pour soulager et accompagner. Les soins psychiatriques, qui amènent à l'expression d'une souffrance immense, révèlent l'impuissance de chacun face à cette dernière. Ils nous rappellent à quel point la fragilité humaine appelle l'humilité. Aucun psychiatre ne peut dire quand la souffrance cessera. Il tient bon, pour son patient, avec lui. Il espère. *Esperare* : attendre en espagnol. Attendre que la réversibilité des sentiments puisse revenir pour que le dynamisme de la vie l'emporte, sortir de la fixité dans un seul sentiment, ce qui empêche l'énergie vitale de se dire, de croître, de s'exprimer.

Michel Henry, pour nommer les maladies psychiques, explique qu'elles sont « une énergie inemployée »[191]. Au fond, la puissance vitale, incapable de s'exprimer, se retourne contre la personne pour qu'il soit figé dans un « se souffrir » insupportable. Il n'y a plus de dynamisme, juste un écrasement de soi contre soi qui est insupportable. Les soignants tentent de permettre à celui qui souffre de déployer une nouvelle allure de la vie qui permet à l'énergie vitale de se redéployer. C'est un travail souterrain de soutènement.

Carla Canullo parle d'une chair dilatée lorsqu'elle pense l'expérience de la maternité. Elle écrit à ce propos qu'« avec le début de la maternité, c'est nous, c'est moi-même qui sens ma chair prendre vie et qui la vis et la perçois comme différente : un peu comme si le corps avait commencé à vivre »[192]. La chair dilatée, c'est la chair qui prend une nouvelle dimension, qui se dévoile de façon différente de celle que nous anticipions. Une nouvelle façon d'être au monde, de le percevoir, de considérer l'espace, de s'approprier le temps se dévoile. Cette façon n'est pas nouvelle en soi, elle était disponible, possible, déjà présente, mais nous l'ignorions. La vie surprise, c'est découvrir qu'une nouvelle façon de

191 Michel Henry, *Le fils du Roi*, Paris, Gallimard, 1981, « J'avais vu juste. Pour réunir des gens il faut leur proposer un but, quelque action inhabituelle capable d'absorber les énergies inemployées et d'abord de les éveiller », p. 146.

192 Carla Canullo, *Être mère. La vie surprise*, Namur, Lessius, 2017, p. 10.

vivre est possible, disponible. La tâche humaine et existentielle, c'est de la découvrir. Seul le patient peut le faire. Mais il ne peut le faire seul. C'est la mission des soignants, de tout soignant, d'être au côté de celui qui meurt, au côté de celui qui souffre, pour l'aider à découvrir cette nouvelle allure de la vie que la vie réclame. C'est cette recherche de l'épiphanie de la personne, jusqu'à son dernier souffle, vivante, qui mobilise les soignants. C'est ce que réclame tout soin : de la naissance à la mort, quand nous faisons l'expérience de notre fragilité devenue vulnérabilité. Vivre l'expérience de la chair dilatée, c'est revivre l'histoire de notre enfance, des âges de la vie. Le passage par la crise appelle une nouvelle façon de se déployer qu'il nous revient de découvrir. La joie spacieuse se niche dans la chair dilatée. Elle n'est pas une négation des douleurs et des souffrances traversées, elle peut devenir consentement selon l'espérance.

2 | À l'écoute de l'ambivalence

Une fois que l'on a posé et réaffirmé ce préalable : honorer le désir latent de vivre de chacun, rechercher avec chacun les nouvelles allures de nos vies pour que cette énergie vitale qui nous porte puisse s'exprimer et qui puisse s'affirmer, il nous faut reconnaître que la chair dilatée nécessite un engagement du patient. La chair dilatée suppose la liberté. Il est donc possible que l'expérience de la chair dilatée ne surgisse pas, au contraire, que l'on observe une « chair manquée ». C'est ici que se niche une possibilité de transgression face à l'interdit de tuer pour le patient, comme pour le soignant.

En tant que citoyen et soignant, il faut répondre à la souffrance, mais aussi à la souffrance qu'engendre la transgression. La question de l'organisation d'une transgression est différente dans un cadre législatif « vierge » sur l'euthanasie ou le suicide assisté comme c'est le cas en France.

Est-ce à la société de porter le poids des transgressions ? Nous pensons qu'en définitive ce n'est pas la société qui agit, mais toujours une personne. La société propose des conditions de possibilités. Elle doit s'appuyer sur des interdits pour permettre l'émergence d'une action. Les actions que la société a choisi d'honorer, ce sont ceux d'une fraternité, affirmée pour tout homme souffrant. Cette fraternité recherche une nouvelle allure de la vie pour celui qui souffre. Pour ce faire, la société place des soignants compétents aux côtés des malades et des mourants. En promulguant une loi sur l'euthanasie ou le suicide assisté, notre société atténuerait le sens de la transgression. Elle le banaliserait. Pourtant, si les lois donnent un cadre, elles n'empêchent jamais les transgressions. Parfois même, la société reconnaît les situations exceptionnelles. Par exemple, il est possible de brûler un feu rouge, si dans le véhicule une personne se trouve dans une situation d'urgence vitale.

Seules les personnes peuvent prendre sur elles de transgresser, elles sont seules juges de la situation *in situ*. Penser un droit implique la société dans son ensemble. Convoquer une reconnaissance de la transgression est problématique à plusieurs niveaux. D'une part, parce que fragiliser un interdit n'est pas un gain pour une société et son vivre ensemble. D'autre part, parce que transgresser ne peut et ne doit se faire qu'en conscience, certainement pas en raison de l'application d'un protocole de mort provoquée. Connaître l'interdit, s'en affranchir, c'est là une responsabilité humaine. Pour pouvoir porter la transgression, il faut pouvoir l'assumer pleinement, en être responsable. D'un point de vue moral, une transgression ne peut se poser qu'en termes de conscience et de responsabilité. Elle se porte et se choisit de façon purement personnelle. Rien ne doit prévaloir sur la voix de la conscience. Et parce que c'est la conscience qui prime, envers et contre tout, parce qu'il y a responsabilité prise, que les gestes de soin du soignant resteront ouverts, malgré la lourdeur de l'acte posé.

La société, en tout dernier lieu, pourrait être convoquée, juridiquement s'il le faut. La mise en scène du procès juridique fait office de relecture… Il nous faut trouver une voie étroite, qui permet à la fois de faire place aux « échecs », à la transgression de l'interdit de tuer, sans pour autant entrer dans une approbation. Légiférer fragilisera la société. Mais bien plus, cela ne permettrait pas à l'homme de prendre ses responsabilités, et en un sens, de s'assumer comme homme, pleinement homme, responsable de ses actes et pouvant en répondre devant autrui. Transgresser nécessite d'être certain de soi. Il nous semble que la voie la plus morale n'est pas celle qui autorise, qui permet, qui dépénalise, qui reconnaît ; mais au contraire, celle qui affirme le mal comme tel et qui assume de l'avoir choisi comme moindre mal parmi les maux, en conscience et en liberté. La question du choix et de la lucidité du choix n'est pas à mettre en balance avec la question de la vulnérabilité. De l'expérience de la fragilité, de la vulnérabilité, naît le plus souvent une grande force intérieure qui sait ce qu'elle veut et le demande jusqu'au bout.

Choisir une voie allant vers la transgression ne doit jamais se faire sans conscience, sans prise de responsabilité. Il faut que celui qui pose un geste euthanasique soit prêt à en rendre compte. Sinon, nous courrons le risque d'une mort procédurale, marquée par le maléfice institutionnel, qui amènera à penser la banalité du mal au sein de l'institution hospitalière. Car si la conscience ne prime pas, dans toute institution, l'on court le risque que chacun refuse de juger. En refusant de juger, l'on se déshumanise, car l'on refuse de prendre ses responsabilités. Nous l'avons vue plus haut : ne pas juger ouvre à un risque majeur, la possible résurgence de nouveaux Eichmann. Celui-ci, refusant de juger, s'est rendu ouvrier efficace et complice, parfait petit rouage, pour faire advenir les camps de la mort. Il faut maintenir, pour les soignants comme pour les proches, la possibilité de juger. Et seul le fait d'avoir jugé en conscience peut justifier une transgression. C'est parce que l'acte moral est celui d'une personne, singulière, qu'il nous faut convoquer l'imagination dans l'action morale. Les soignants ne peuvent être de simples prescripteurs, faute de quoi, il ne peut plus y avoir alliance. Sans rencontre interpersonnelle, sans considérer le *pathos* du patient comme du soignant, en ne s'appuyant pas sur le « *pathos* avec », le soin s'épuise et se stérilise. Le soignant fait alors l'épreuve de « la souffrance soignante », mal répandu, qu'il nous faut désormais comprendre pour tenter de ne pas l'accroître inutilement.

3 | Veiller sur le courage de vivre de chacun ?

Il n'est pas indifférent qu'une loi accepte de proposer un appui pour accompagner et précipiter la mort. En effet, cela signifie que la loi prend acte qu'un courage du désespoir qui en vient à mettre fin à ses jours avec l'aide des soignants est à honorer. À la fois, demander à mourir deviendrait l'expression d'une ultime liberté, mais aussi la manifestation d'une conscience claire, maîtrisant sa vie propre et acceptant d'en précipiter la fin.

Une loi cependant, implicitement, amène chacun à devoir justifier de ses choix. Ainsi, insidieusement, une personne en situation de vulnérabilité devra alors justifier de sa volonté de vivre encore. Rendre raison de son choix alors même que les liens avec les autres sont asymétriques, que nous nous percevons comme un fardeau pour autrui puisque nous sommes objets de soins et dépendants de l'appui d'autres, est une violence symbolique que nous ne pouvons nier.

Invoquer le choix comme justification d'une aide à mourir, c'est imposer une justification pour tous ceux souhaitant une aide à bien vivre. Cette aide sera en effet toujours plus coûteuse financièrement et humainement qu'une solution technique et radicale qu'offre le suicide assisté ou l'euthanasie. La vie, conçue comme un bien naturel, qui nous était donné, devient alors objet de justification. Chacun prenant une décision pour soi, tous nous devenons comptables de cette décision envers autrui.

Ainsi veiller sur l'élan vital de tout homme, prendre soin d'un courage de vivre pour chacun deviendra une option comme une autre, accroissant l'isolement et la solitude de toutes les personnes : celle soignée, comme celles soignantes. La personne soignée sera suscitée dans une parole autorisant ou non à prendre soin d'un désir de vivre. Les soignants seront dans une position attentiste afin de veiller à ne pas induire un comportement chez leurs patients.

Honorer un courage de vivre pour tous, c'est permettre à chacun de vivre jusqu'au bout, jusqu'à son dernier souffle. Ce qui oblige à la patience, à l'inquiétude, à la fraternité. Ce que nous avons vu tout au long de notre réflexion. À l'inverse, la loi affirmerait l'importance d'un courage du désespoir. Certes, cela demande du courage de demander à mourir, mais est-ce qu'en société, c'est ce sur quoi nous voulons veiller ? Ne souhaitons-nous pas que chacun puisse jusqu'à son dernier souffle découvrir l'importance qu'il a pour ses proches, pour les soignants et par-delà pour l'ensemble de la communauté humaine ?

Rozenn Le Berre et Roland Chvetzoff le notent dans une excellente lettre à la rédaction de *Médecine palliative*. Si les soins palliatifs estiment que donner la mort n'est pas un soin, mais une rupture du soin, les militants pour l'euthanasie ou le suicide assisté mettent en lumière l'importance d'une ultime liberté, symbole de ce qu'ils appellent un acte de « fraternité ». Tous en un sens se rassemblent sur un même fond, celui du refus de la douleur et de la souffrance, mais les uns optent pour une attitude de veilleurs, portant une attention profonde au courage de vivre de chacun, en le préservant et en le suscitant, quand les autres choisissent le courage du désespoir.

Ainsi, la fin de vie digne sans douleur et souffrance séduit. Mais cette uniformité prend des formes différentes et l'uniformité sociale peut devenir un piège. « L'expérience des autres pays ayant légalisé l'euthanasie témoigne de dérives montrant une augmentation croissante du nombre de demandes d'aides à mourir. Mais, répondront les partisans de ces dernières, si le nombre de cas augmente c'est que la demande était là : oui la demande de mourir dignement est bien là en effet. Mais pour ce qui est du consentement à mourir, cela est moins évident si l'on écoute avec attention chacune de ces demandes… De quel désir sont-elles sous-jacentes ? Quelles réponses appellent-elles ? »[193]

Ainsi le courage du désespoir s'appuie parfois sur des ressorts qui ne sont pas de l'ordre du consentir au sens propre du terme. Il s'appuie sur ce qui ressemble à une capitulation. À quoi bon vivre cette vie-là ? La société et les soignants travaillent à proposer une réponse à ce type de demande pour permettre à une « nouvelle allure de la vie » de s'esquisser. Entre dire oui par capitulation, faute de mieux, dans l'incapacité de penser ou d'esquisser autrement un vivre quotidien et une volonté affirmée et choisie, il y a une grande variation des tonalités de ce oui. « Céder n'est pas consentir ! », « Ces témoignages sur le consentement disent bien que ce à quoi on consent peut n'avoir aucun rapport avec ce sur quoi on a cédé. Comme si le droit à l'autodétermination faisait oublier la face cachée de l'iceberg des relations humaines :

193 Roland Chvetzoff et Rozenn Le Berre, « Demander à mourir n'est pas toujours consentir à mourir ! », *in Médecine palliative – Soins de support – Accompagnement – Éthique*; https://doi.org/10.1016/j.medpal.2024.08.006

la possibilité du meurtre de l'autre par une instrumentalisation du consentement. Les nuances sont subtiles, mais la trahison à ce qu'est le sujet est d'autant plus violente qu'elle se pare des habits du consentement, de l'accord volontaire et éclairé. Consentir sans désirer ressemble bien plus à un effacement de soi, à une concession faite à la loi du plus fort qu'à un acte d'émancipation »[194].

Veiller au consentement de chacun, au fond, c'est un appel à porter l'inquiétude pour autrui jusqu'à l'ultime souffle, en préservant au maximum la possibilité d'affirmation de soi pour soi, dans l'épaisseur d'un courage de vivre qui devient ambivalent. Le courage du désespoir que l'on porte haut en réclamant à mourir, tranche net dans l'épaisseur de nos humanités, mais est-il véritablement l'affirmation d'un désir de mort ? Et s'il n'est pas cette affirmation, mais le refus d'une vie par trop douloureuse ou souffrante, qui aurons-nous abandonné ? Qu'aurons-nous perdu ? Nous aurons perdu le soin dans sa dimension vitale et incarnée pour nous engager sur une voie technicienne et inhumaine. Ainsi « faire la distinction entre demander à mourir et consentir à mourir nécessite de faire la distinction éthique entre la demande et le désir, le désir et la pulsion, entre céder et consentir. Consentir relève de la parole des patients, et uniquement celle des patients, appelant ainsi à prendre avec précaution toute tentative de représentation de cette parole, malgré la sincérité et la force de conviction des portes-paroles de tout bord. (…) L'abus d'un patient vulnérable par le mourir, le vieillir ou la grande dépendance constitue le risque ultime d'une aide à mourir : la trahison du consentement »[195]. Alors l'éthique du soin appelle à veiller sur les consentements, seule possibilité d'établir une véritable alliance avec son patient, et par là même à privilégier le soin du courage de vivre avant de vouloir honorer un courage du désespoir qui est toujours l'échec du soin. Veiller sur les consentements de chacun, honorer le désir de vivre de chacun amène un effort soignant. Qui peut basculer dans la souffrance soignante ? Nous allons essayer de nous attarder sur ce mal-être des soignants.

194 *Ibidem.*
195 *Ibidem.*

2.

La souffrance soignante est-elle symptomatique ?

Un interne se suicide tous les 18 jours. Une étude datant de 2017, menée par l'association SPS (Soins aux professionnels de santé), mentionnait que 40 % des professionnels de santé connaissaient un collègue ayant fait une tentative de suicide[196]. Le taux de suicide des médecins serait de 2,5 fois plus élevé que pour le reste de la population. Une étude de la DRESS fait mention de l'anxiété et de la dépression qui frappe les soignants, elle la lie aux conditions de travail à l'hôpital[197]. La souffrance soignante est manifeste. Elle amène à repenser les bonnes et les mauvaises fatigues pour distinguer la détresse empathique de la fatigue de la compassion (1). Il faut s'interroger sur celui qui est mon prochain pour mieux durer dans le soin (2).

196 « Suicide et professionnels de santé : le poids des chiffres », publié le 6/12/2017, sur infirmiers.com : Suicide et professionnels de santé : le poids des chiffres | Infirmiers.com.

197 Camille Parent (2023, mai). À l'hôpital, une prévalence accrue de la dépression et de l'anxiété due, notamment aux conditions de travail. Études et résultats, 1270.

1 | Détresse empathique/fatigue de la compassion

La souffrance soignante se fait entendre comme fatigue de la compassion ou détresse empathique. Il nous semble que, dans l'effort de soigner, une fatigue de la compassion peut permettre la survenue d'un renforcement du sens du soin, quand la détresse empathique, elle, dévore les forces du soignant. Comment les différencier ?

L'empathie est la première étape vers la compassion. « *Pathos* avec », elle se reçoit dans la passivité de l'affectivité. Elle est une première étape pour rencontrer l'autre, sur laquelle va se déployer le geste volontaire du soin. Ce mouvement volontaire qu'est le soin implique de distinguer ce qui est propre à soi de ce qui est propre à l'autre. Nous avons déjà parlé de la fatigue et de l'effort du soin, il faut cependant redire que bonnes et mauvaises fatigues peuvent cohabiter. La fatigue de la compassion peut basculer en détresse empathique, mais la détresse empathique, reconnue et accompagnée, peut redevenir une fatigue de la compassion.

Pour soigner un *alter ego*, il faut pouvoir le rejoindre. Ainsi l'asymétrie persistante de toute relation de soin n'est pas un obstacle à cette dernière. Elle est la reconnaissance que le patient sollicite le soignant sur des compétences précises qui permettront de guérir ou de soulager. Pourtant, pour véritablement soulager celui qui souffre, il faut pouvoir l'écouter et reconnaître que toute douleur possède des dimensions plurifactorielles. L'objectivité du soin, pour véritablement parvenir à soigner, doit s'appuyer sur le « *pathos* avec », sur la subjectivité. Sans écoute de l'autre, on ne peut le soigner.

Si l'empathie[198] est cette capacité propre à l'homme, à partir d'un sentiment, de rencontrer autrui, elle a tendance à fonctionner par analogie. Nous avons ressenti tel sentiment en vivant cette expérience, et nous calquons notre ressenti sur celui d'autrui. Procédant ainsi, nous nions l'altérité de l'autre, en fusion-

198 Sur cette question de l'empathie, je renvoie à l'excellent ouvrage d'Elodie Boulbil, *Vulnérabilité et empathie*, Approches phénoménologiques, Paris, Hermann, 2018.

nant avec lui. Ce qui est impossible. Ainsi Edith Stein réfute que l'empathie puisse nous rendre capable de comprendre autrui car ce serait confondre nos propres sentiments avec ceux d'autrui. Si la résonance affective avec autrui se fonde sur le « *pathos* avec », l'action engagée dans le soin implique une intentionnalité, une conscience qui juge et qui choisit. Elle implique l'exercice des vertus. L'empathie est une étape qui conduit, dans le soin, vers la compassion. La compassion, ce « pâtir avec », s'appuie sur les vertus de force, de persévérance, de patience et de prudence.

L'empathie s'appuie sur le « *pathos* avec ». La compassion est un choix, une intention qui porte l'effort du soin et la fatigue inhérente qui en découle. Empathie et compassion nécessitent une participation intérieure aux vécus d'autrui. Elles sont la manifestation d'une recherche de communion, avec et pour autrui, dans des institutions justes. Appartenant à une communauté invisible, de moi en eux[199] et d'eux en moi, le *pathos* singulier que nous sommes peut rejoindre l'autre grâce au « *pathos* avec ». Pourtant, la tonalité de la souffrance reste celle du *pathos* qui l'éprouve, et s'il est possible de reconnaître la souffrance dans son universalité, la tonalité de la souffrance qu'éprouve autrui nous échappe. L'empathie est fondamentale pour pouvoir entrer en résonance avec l'autre. Le soignant s'appuie sur elle pour pouvoir tenter de comprendre ce qu'éprouve son patient. Il s'appuie sur son imagination, il cherche les traces, mène une enquête pour pouvoir rendre « une vie malade à son pouvoir et au bonheur de vivre »[200].

Parce que nous sommes touchés par autrui, en tant que soignants, nous éprouvons l'empathie, puis nous agissons et devenons ainsi compatissants. Faisant cela, nous manifestons l'incarnation de chacun. Dans l'épreuve de la chair, le soignant fait un effort pour soigner, pour développer un geste compatissant, qui permet de soulager autrui. Cet effort du soin, si particulier, peut amener une hypercurie ou une incurie. Toutes deux sont les manifestations d'un état de détresse empathique dont il est préférable de se prémunir.

199 Je renvoie au très beau texte de Michel Henry, « Eux en moi », in *Phénoménologie de la vie*, t. 1, Paris, PUF, 2003.

200 Michel Henry, « Eux en moi : une phénoménologie », in *Phénoménologie de la vie*, t. 1, *op. cit.*, p. 209.

Pour Tania Singer, la compassion est une émotion positive de chaleur. Elle possède pour moteur de l'action la recherche du bien-être de l'autre, la volonté de rendre la vie malade à son pouvoir et au bonheur de vivre. Elle est le fruit d'un engagement proactif du soignant, nécessaire à l'alliance thérapeutique. Pourtant l'empathie peut s'altérer. Elle peut disparaître en raison d'une exposition prolongée à de grandes détresses. Cette exposition amplifie une forme de contagion émotionnelle par autrui. La détresse empathique devient liée à la négation de soi au profit d'autrui. Soit le soignant s'oublie dans le soin d'autrui, il nie sa propre souffrance, absorbée dans celle d'autrui ; soit trop épuisé, incapable de faire face à autrui, il en vient à le nier. Dans les deux cas, le soignant n'a pas pu, ou n'a pas su s'affirmer soi dans le soi. Il a fusionné ou s'est détaché d'autrui dans un réflexe de survie qui l'amène à nier une part essentielle de son humanité[201].

Pour Éric Fiat, une mauvaise fatigue se traduit par l'incurie ou l'hypercurie. Les deux sont des malheurs, car elles signifient une incapacité à prendre soin d'autrui, soit par une indifférence protectrice, soit en raison d'une longue liste jamais achevée de tâche à accomplir, ce qui obture toute possibilité de rencontre. L'incurie est repérable à ceci : « l'on voit que le frère qui souffre d'acédie est un frère qui a perdu sa vocation première, qui ai vocation de prendre soin, prendre soin de son âme, de ses frères comme de la création. La règle, qui n'a d'autre sens que de diriger et porter cette mission de soigner, ne lui est plus qu'un objet de peine et de lassitude. Il l'enfreint tout le jour, à de menues négligences qui sont autant d'indices de ce que le docteur séraphique nomme *taedium operandi* (le dégoût d'agir) »[202]. Il devient impossible pour celui qui soigne de rencontrer son patient. Le soignant se coupe de ses sentiments, de son affectivité. Il souffre trop. L'hypercurie est « une application infatigable au service extérieur, un empressement au travail

201 Sur ce sujet très précis, je renvoie au travail de Pascale Brillon sur le traumatisme vicariant. Elle y présente son travail de façon remarquable dans l'émission de Charles Pépin, « Pascale Brillon : comment prendre soin de ceux qui prennent soin? [archive] », Émission *Sous le soleil de Platon*, sur *www.radiofrance.fr*, *France Inter*, 4 janvier 2024 (consulté le 4 janvier 2024). Elle a proposé un article diffusé sur le site de la SFAP, intitulé » fatigue de la compassion et trauma vicariant : quand la souffrance de nos patients nous bouleverse » : fatigue_de_compassion_et_trauma_vicariant.pdf (sfap.org).

202 Eric Fiat, *Ode à la fatigue*, Paris, Édition de l'Observatoire, 2018, p. 280-281.

des mains »[203]. Le soignant opère avec une efficacité mécanique l'ensemble des tâches qu'il doit accomplir sans plus s'y engager personnellement. Les actions engagées sont autant de gestes protégeant de la rencontre avec autrui.

2 | Des vivants pour accompagner et soigner des vivants : de qui suis-je le prochain ?

Pour parvenir à être un vivant qui soigne un vivant, il faut que tout soignant puisse posséder une bonne assise en soi-même, qu'il ne se nie pas soi, qu'il ne s'oublie pas dans le soin. Une parabole évangélique peut nous éclairer : celle du bon samaritain. Rappelons-nous, un homme se trouve dépouillé, laissé pour mort, lorsqu'il descendait de Jérusalem pour aller à Jéricho. Passent le prêtre et le lévite, sans secourir l'homme blessé. Vient le samaritain, qui le voit. Il est saisi de compassion. Il va s'approcher de l'homme, le panser, le soigner, lui permettre d'être accueilli et de se relever. Ce qui est intéressant, dans cette parabole, c'est que dans le texte l'on passe de la question « qui est mon prochain ? »[204] À la question « lequel des trois, à ton avis, a été le prochain de l'homme tombé aux mains des bandits ? »[205] Le prochain n'est plus celui qui nous est extérieur, mais celui dont nous nous faisons proches. Or, le soignant se fait proche de ceux qui sont malades, mais il lui arrive d'oublier de se faire proche de lui-même. Pourtant, le prochain est celui qui est le plus proche, le plus près de nous. Celui qui est le plus proche de nous-mêmes n'est pas d'abord celui qui nous est le plus extérieur, mais celui qui est le plus proche de nous, c'est-à-dire nous-mêmes. Aristote l'enseignait d'ores et déjà en son temps : la générosité est la médiété entre l'avarice et la prodigalité. L'avarice, c'est refuser de donner, amasser sans cesse, tout retenir. La prodigalité, c'est donner jusqu'à ne plus rien à voir et ainsi ne plus pouvoir rien donner. La prodigalité rend alors impossible la générosité puisqu'elle épuise l'ensemble des ressources. La générosité c'est de pouvoir donner, avec mesure, chaque jour, dans l'épreuve du quotidien. Pour ce faire, il n'est pas possible de

203 *Ibid.*, p. 281.
204 Luc, 10, 29.
205 Luc, 10, 36.

s'oublier soi-même. Soigner ne peut se faire sans attention à soi. Le plus proche, comme ce qui est le plus près, dit une proximité géographique. Or, nous sommes ceux qui sont les proches de nous-mêmes. C'est ce qu'enseigne Thomas d'Aquin lorsqu'il écrit : « il y a deux éléments dans l'homme, sa nature spirituelle et sa nature corporelle. On dit que l'homme s'aime soi-même lorsqu'il s'aime selon sa nature spirituelle comme nous l'avons dit précédemment. Sous ce rapport l'homme est tenu de s'aimer, après Dieu, plus que quiconque (…) C'est pourquoi l'homme doit s'aimer soi-même de charité plus que son prochain »[206].

Thomas d'Aquin ne s'y trompait pas, lorsque pour articuler *éros* et *agape*, il insérait la *philia* comme médiatrice entre les deux autres types d'amour[207]. Institutionnellement, éthiquement, le soignant, comme tout homme, peut chercher à pratiquer l'éthique. La sainteté *stricto sensu* relève d'un don, d'un surcroît, qui n'appartient pas à l'homme, mais qui est la réponse de l'homme à Dieu. Le saint tout comme le héros ont en commun de ne pas rechercher à être un saint ou un héros. Cela est donné. L'amitié nécessite, par la mutualité et la réciprocité, une juste estime de soi. Elle oblige parce qu'elle engage. Le soignant, pour soigner, doit pouvoir prendre soin de lui, sinon il court le risque de l'épuisement conduisant à l'hypercurie ou à l'incurie. La fatigue de la compassion amène à pratiquer une éthique des vertus en tant que soignants. Les vertus s'appuient toujours sur le sujet agissant, elles ne le nient jamais. Le premier trésor des soignants, c'est eux-mêmes. Les patients des soins palliatifs apprennent souvent cela à ceux qui les soignent. Parce qu'il y a mutualité et réciprocité, les patients enseignent aux autres à se soigner, se considérer, s'estimer. Les aides-soignantes racontent avec beaucoup de délicatesse à quel point elles peuvent être réconciliées grâce à ceux qu'elles soignent avec leurs corps. Elles apprennent à moins penser le corps comme « performance »

206 Thomas d'Aquin, *Somme théologique*, IIa-IIae, q. 26, a.4, « doit-on s'aimer soi-même plus que le prochain ? », conclusion, © Édition numérique : suite à la demande des Éditions du Cerf, le projet Docteur Angélique entreprend une nouvelle traduction, à partir du 3 mars 2017, Suivie du *Supplementum* réalisé par frère Reginald, SOMME THEOLOGIQUE IIa-IIae (free.fr)

207 « La charité est amitié, car elle est l'amitié de l'homme avec Dieu qui s'établit sur la base du don de la grâce rédemptrice » écrit James Mac Evoy, « Amitié, attirance et amour chez S. Thomas d'Aquin », in *Revue Philosophique de Louvain*, quatrième série, t. 91, n° 91, 1993, p. 383-408, ici cité p. 402.

ou comme apparence. Les soignants parviennent à mesurer la force et la profondeur des événements en les graduant avec de plus en plus de sagesse. Jusqu'au bout, la fraternité est nécessaire, car tout vivant est appelé à prendre soin du vivant.

La fraternité, enracinée dans le *pathos* et le « *pathos* avec », conduit à choisir la communion dans le soin, dans tout soin. Elle permet de penser, par la réversibilité des sentiments, par la médiété qu'offre l'amitié, une mutualité et une réciprocité portant attention aux patients comme aux soignants. Le geste du soin est une recherche de la relation avec l'autre et pour l'autre, sans s'oublier soi-même. Ce geste du soin qui fait le métier des soignants, parce qu'il trouve son fondement dans « la nappe affective et souterraine »[208] de notre origine commune, permet de laisser une place à celui qui est soigné. Ce dernier peut devenir à son tour soignant de celui qui le soigne. La juste présence pour soigner permet de ne pas soigner autrui en se portant préjudice. Cependant, cette recherche de la juste proximité est une délicate ligne de crête, qui en permanence demande à s'ajuster. En ce sens, tout soin ne peut faire l'économie de la prudence et de la force. Effort permanent des soignants, jamais achevé, qui engage à un renouvellement de l'action soignante pour s'ajuster à ceux qu'ils soignent. Les patients, eux, savent toujours à qui ils s'adressent, changent leurs demandes en fonction de leurs interlocuteurs, pour prendre auprès de chacun ce dont ils ont besoin. Une équipe soignante devient une cordée, qui se passe savamment le relais, au profit de celui qui est soigné. La communauté soignante n'est pas un vain mot. En permanence en déséquilibre, puisqu'elle accueille toujours de nouveaux patients (donc de nouveaux membres), elle reconstitue sans cesse sa cordée pour accueillir ceux qui arrivent, laisser partir ceux qui guérissent, ceux qui meurent et nous laissent. La communauté invisible est manifeste. Chaque nouveau patient reçoit l'héritage de l'art prudentiel acquis au gré des rencontres par les soignants. Les maîtres ne sont plus ceux que l'on croit. Ce ne sont pas des sachants, mais bien des personnes qui souffrent qui nous apprennent à nous tenir à leurs côtés. Ils mobilisent un engagement sans cesse réaffirmé des soignants pour ne jamais abandon-

208 Michel Henry, *Phénoménologie matérielle*, « Pour une phénoménologie de la communauté », Paris, PUF, 1990, p. 178.

ner quiconque. Tous vivants, tous soignants, c'est peut-être là la grande leçon, si précieuse, que nous rappellent les soins palliatifs. C'est l'ensemble de la société qui en bénéficie, c'est l'ensemble du monde du soin qui gagne à s'en inspirer.

Conclusion

Les soins palliatifs, dans l'attention portée à chaque patient, accueilli, reconnu et accompagné, quels que soit son itinéraire de vie et ses valeurs, nous offrent un exemple paradigmatique de ce que le soin peut-être. Plus, ils rappellent avec force le cœur du geste du soin. Claire Fourcade le rappelait avec vigueur : « pourquoi choisissons-nous les soins palliatifs ? Pourquoi décidons-nous de travailler au contact de la mort, des pleurs, de la peine, de la douleur, des plaies et des odeurs nauséabondes ? Et plus encore : pourquoi restons-nous ? Pourquoi les équipes de soins palliatifs sont-elles souvent plus stables et moins malades que d'autres ? Dans un monde du soin qui parfois semble n'avoir plus de sens, qu'est-ce qui fait sens pour nous ? Qui dans notre société ose pousser chaque jour la porte de ceux qui vont mourir, encore et encore, non pas une fois, mais 12 fois par jour tous les jours de l'année ? Qui ose regarder en face ce visage défiguré, le toucher et lui faire un sourire ? Qui ose entrer dans une chambre dont l'odeur déborde jusque dans le couloir sans un mouvement de recul ? Qui ose voir dans ce visage abîmé, ce corps déserté par la conscience, cet esprit qui vagabonde, le reflet de notre commune humanité ? Qui ose écouter celui qui veut mourir comme celui qui ne veut pas mourir et résister à la tentation de s'enfuir ? »[209] Les soins palliatifs sont cette médecine qui choisit de ne jamais abandonner. Qui

209 Claire Fourcade, « Et si la SFAP n'existait pas », discours prononcé lors du congrès annuel de la SFAP, juin 2022, discours Claire Fourcade, présidente de la SFAP, congrès 2022 | SFAP – site internet.

invente, qui innove, qui crée et qui imagine, avec et pour autrui, avec constance.

L'effort n'est jamais achevé, puisque les patients se suivent, se ressemblent, diffèrent, nécessitent un nouvel ajustement. Par la chair, il est possible de rencontrer autrui. Par la chair, il est possible de développer son action pour accompagner et soulager. Il est impossible, dans une telle médecine, de rester uniquement dans le voir, dans le visible, dans l'objectivité d'une douleur. Ce n'est jamais la douleur due à des escarres, pourtant bien visibles, documentées, qui nécessitent pour soulager de s'appuyer sur les recommandations de bonnes pratiques, mais c'est la douleur de ce patient, qui la perçoit de cette façon. La douleur n'est jamais LA douleur, elle est toujours douleur de quelqu'un. La souffrance n'est jamais LA souffrance, mais la souffrance de quelqu'un. Et ainsi, jour après jour, les soignants s'approchent de ceux qui leur sont confiés, qui se confient à eux, pour créer les conditions d'une alliance. S'appuyant sur le « *pathos* avec », ils partent à la recherche de l'autre pour lui permettre jusqu'au bout d'affirmer quelque chose pour soi. Si ce quelque chose, c'est « juste » le choix d'un parfum de glace, c'est ce qui est essentiel, à ce moment précis. Si ce quelque chose, c'est d'organiser un dernier appel, une dernière visite, alors des trésors d'inventivité seront déployés pour y parvenir. Trouver le bon fil, le tenir, pour accompagner celui qui meurt, et le soulager dans sa chair, c'est choisir la recherche d'un soin global face à une douleur totale. C'est là le meilleur du soin qui est offert. Ce soin ne devrait pas être le privilège de la fin de vie, il devrait être possible dans tous les services hospitaliers, dans tous les cabinets des généralistes, ceux des infirmiers, dans toute relation de soin.

Pourquoi ? Parce que c'est la relation qui fonde le soin. En l'oubliant, on a perdu ce qui faisait palpiter le cœur de nos soignants. La technique est absolument nécessaire, la science médicale est fondamentale et pourtant, elles sont des moyens en vue d'une fin : « rendre la vie malade à son pouvoir et au bonheur de vivre »[210], selon la belle formule henryenne. Les soignants, s'ils ne peuvent honorer cette dimension du soin, s'épuisent, car ils perdent le fil rouge du soin qu'est la rencontre avec l'autre. Cette rencontre ne

210 Michel Henry, « Eux en moi », *op. cit.*, p. 209.

se fait pas sans fatigue ni sans effort. C'est dans cette fatigue vécue que s'éprouve la fierté et la reconnaissance d'un soin bien fait. C'est dans cette fatigue que l'inquiétude portée pour autrui peut trouver une respiration, pour mieux recommencer, pour un autre, pour d'autres.

Alors le modèle du soin ne peut se concentrer sur l'affirmation d'une autonomie, solipsiste par essence, et doit se diriger vers une attention solidaire, en concentrant son énergie sur le consentement de chacun. Impossible dès lors de ne pas écouter. Impossible de ne pas recueillir ce que souhaite celui qui est soigné, par le récit de son histoire et de ce qu'il veut bien nous en dire. Par le récit des proches qui racontent la personne. Par le récit du corps livré, pendant les soins, qui lui aussi raconte son histoire présente. Il devient possible de proposer, de tâtonner, d'essayer, d'esquisser, avec et pour autrui, dans des institutions justes. Il devient possible d'imaginer, de chercher, pour mieux accompagner celui qui s'est confié. Le soin est affaire d'alliance. C'est ainsi que ce n'est pas l'incertitude qui doit primer dans l'éthique médicale et soignante, quand bien même elle sera toujours une dimension importante du soin, mais bien une intranquillité patiente. Intranquillité patiente qui conduit le soignant à ne jamais renoncer à chercher comment mieux soulager, comment mieux accompagner, comment mieux guérir ou permettre de rétablir.

La surprise du déploiement d'une nouvelle allure de la vie est une promesse qui nécessite un pacte de non-abandon. La technique n'est pas la réponse à la souffrance si elle est pensée comme la seule façon de répondre à cette dernière. Au contraire, elle devient barbarie, car négation de la subjectivité d'autrui comme de soi. Elle peut devenir un anti-soin. En revanche, elle est indispensable pour, en partant de ses compétences propres et donc du déploiement de son propre pouvoir, mieux accompagner le cri de ce patient précis. Il s'agit, par le soin, de déployer une société fraternelle, attentive aux vivants, à tout vivant. Cette fraternité se manifeste dans la communauté que forment les soignants autour des patients. En permettant aux patients d'être des membres à part entière de cette communauté, en acceptant sans cesse d'accueillir et de laisser partir ses membres, la communauté soignante est une communauté ouverte qui prend soin de chacun. Tous vivants, nous sommes appelés à prendre soin de nos prochains. Le prochain rappelle l'importance de ne pas s'oublier soi-même, de ne pas se sacrifier, de veiller autant que possible à ne pas s'épuiser. D'où l'importance d'un relais, d'une passation qui nous conduit de notre naissance à notre mort à la possible affirmation de notre « Je Peux », prit dans le *pathos*, dans la passivité et la pauvreté de ce que nous sommes.

Avec Claire Fourcade, nous pouvons affirmer que les soins palliatifs, les soignants des soins palliatifs posent des gestes éminemment politiques. « Car nous faisons une médecine dont la seule richesse est les êtres humains : ceux que nous soignons et ceux qui la pratiquent. Ensemble nous irons toujours plus loin pour continuer à innover, à inventer de nouveaux lieux pour accompagner, de nouvelles techniques pour soulager, pour allier technique et humanité, efficacité et écoute et pour tenir notre promesse du non-abandon. Ensemble nous changerons le monde ou au moins le monde du soin et c'est déjà une immense ambition. Nous dirons qu'il est possible de soigner autrement, de donner du sens à notre pratique quotidienne, d'apporter la paix à ceux qui partent, de se nourrir de cette paix pour ne pas être des survivants, mais des vivants. C'est pour cela que nous sommes réunis ici aujourd'hui. Ensemble nous transmettrons aux plus jeunes d'entre nous ce que nous avons reçu de nos aînés pour qu'à leur tour ils fassent vivre et grandir ce trésor. Ensemble nous sommes invincibles. Si nous savons rester unis et faire de nos différences une force, nous surmonterons toutes les difficultés. Les soins palliatifs sont un nouveau modèle du soin, une nouvelle façon d'envisager, de regarder, de valoriser l'être humain. Et si les soins palliatifs étaient l'avenir de notre système de santé ? Ils sont un progrès inouï : soigner ensemble pour permettre de vivre dignement jusqu'à la mort. Ils ne sont pas une évolution, mais une Révolution. Il est là le pouvoir subversif des soins palliatifs, il est là le génie des soins palliatifs »[211].

Il est là le défi du soin. Tous vivants, tous soignants.

211 *Ibid.*

Bibliographie

ARENDT, Hannah, *Eichmann à Jérusalem. Rapport sur la banalité du mal*, traduction par Guérin, A., Paris, Gallimard, 1991.

ARENDT, Hannah, *Juger. Sur la philosophie politique de Kant*, traduction par Revault d'Allonnes, M., Paris, Seuil, 1991.

ARENDT, Hannah, *La condition de l'homme moderne*, traduction par Fradier, G., Paris, Calmann-Lévy, 1983 [1961].

ARENDT, Hannah, *La crise de la culture*, traduction par Lévy, P., Paris, Gallimard, coll. « Folio Essai », 1972.

ARENDT, Hannah, *Du mensonge à la violence*, Paris, Édition Agora, mai 2011.

ARISTOTE, *Éthique à Nicomaque*, traduction par Tricot, J., Paris, Vrin, 1994.

BEAUCHAMP, Tom L. et CHILDRESS, James F., *Les principes de l'éthique biomédicale*, traduit par Fisbach, M., Paris, Belles Lettres, 2008.

BURDIN, Léon, *Parler de la mort. Des mots pour la vivre*, Paris, Desclée de Brouwer, 1998.

BURNOD, Alexis, *Fin de vie, le cas de conscience : un défi éthique et collectif*, Paris, l'Observatoire, 2024.

CANULLO, Carla, *Être mère, la vie surprise*, Namur, Lessius, 2017.

CASTRA, Michel, *Bien Mourir. Sociologie des soins palliatifs*, Paris, PUF, 2003.

CHRÉTIEN, Jean-Louis, *Fragilité*, Paris, Broché, 2017.

CHRÉTIEN, Jean-Louis, *De la fatigue*, Paris, Broché, 1996.

DALLAPORTA, Bruno et HOCINI, Faroudja, *Tuer les gens, tuer la terre*, Paris, Broché, 2024.

DAVID, Alain, GREISCH, Jean et MICHEL Henry, *L'épreuve de la vie, acte d'un colloque à Cerisy 3 et 20 septembre 1996*, Paris, Cerf, 2001.

DELSOL, Chantal, *Le principe de subsidiarité*, Paris, PUF, 1993.

DELSOL, Chantal, *L'État subsidiaire*, Paris, Le Cerf, 2015.

DUFOUR-KOWALSKA, Gabrielle, *Michel Henry un philosophe de la vie et de la praxis*, Paris, Vrin, 1980.

ELIAS, Norbert, *La solitude du mourant*, traduction par Bourgeois, C., Paris, Livre de Poche, 1982.

FALQUE, Emmanuel, *Le passeur de Gethsémani*, Paris, Broché, 1999.

FALQUE, Emmanuel, *Éthique du corps épandu*, Paris, Broché, 2018.

FALQUE, Emmanuel, *Hors Phénomène. Essai aux confins de la phénoménalité*, Paris, Hermann, 2021.

FLEURY, Cynthia, *La clinique de la dignité*, Paris, Broché, 2023.

FIAT, Éric, *La Pudeur*, Paris, Plon, 2016.

FIAT, Éric, *Corps et âme. Ou : qu'un peu d'incarnation, ça ne peut pas faire de mal…*, Paris, Broché, 2015.

FIAT, Éric, *Petit traité de dignité*, Paris, Broché, 2012.

FIAT, Éric, *Ode à la fatigue*, Paris, Poche, 2022.

FOURCADE, Claire, *Journal de la fin de vie*, Paris, Fayard, 2025.

FOURNIER, Véronique, *Puisqu'il faut bien mourir. Histoires de vie, histoires de mort, itinéraire d'une réflexion*, Paris, La Découverte, 2015.

GILLIGAN, Carol, *Une voix différente. Pour une éthique du care*, traduction par Kwiatek, A., Paris, Flammarion, 2008.

GILLIGAN, Carol, *Une voix humaine, l'éthique du care revisitée*, Paris, Broché, 2024.

GOMAS, J.-M. et FAVRE, P., *Fin de vie : peut-on choisir sa mort ?*, Paris, Artège, 2022.

DE GRAMMONT, Jérôme, *Le commencement à venir*, Paris, Hermann, 2022.

HEIDEGGER, Martin, *Être et temps*, traduction par Martineau en ligne, Paris, Authentica, 1985.

HENNEZEL (DE), Marie, *La mort intime*, Paris, Livre de Poche, 2006.

HENNEZEL (DE), Marie, *L'art du mourir*, Paris, Robert Laffont, 1997.

HENRY, Michel, *Incarnation une philosophie de la chair*, Paris, Seuil, 2000.

HENRY, Michel, *C'est moi la Vérité*, Paris, Seuil, 1996.

HENRY, Michel, *L'essence de la manifestation*, 4e éd., Paris, PUF, 2011 [1re édition 1963].

HENRY, Michel, *La Barbarie*, Paris, PUF, 2008.

HENRY, Michel, *Philosophie et phénoménologie du corps*, Paris, PUF, 2003 [1re édition 1965].

HENRY, Michel, *Phénoménologie de la Vie*, t. 1, Paris, PUF, 2003.

HIRSCH, Emmanuel, *L'euthanasie par compassion ? Manifeste pour une fin de vie dans la dignité*, Toulouse, Érès, 2015.

HIRSCH, Emmanuel, *Le devoir de non-abandon, pour une éthique hospitalière et du soin*, Paris, Cerf, 2004.

HIRSCH, Emmanuel, *Soigner par la mort est-il encore un soin ?*, Paris, Broché, 2024.

HOTTOIS, Gilbert et MISSA, J.-N., *Nouvelle encyclopédie de bioéthique*, Bruxelles, De Boeck Université, 2001.

JONAS, Hans, *Le droit de mourir*, traduction par Ivernel, P., Paris, Rivages poche, 1996.

JOVA, Pierre, *Peut-on programmer la mort ?*, Paris, Broché, 2023.

KANT, Emmanuel, *Fondement de la métaphysique des mœurs*, traduction Delbos, V., Paris, Vrin, 2004.

KÜBLER-ROSS, Élisabeth, *Les derniers instants de la vie. La mort dernière étape de la croissance*, traduction par Maheu, P., Paris, Éditions du Rocher, 1985.

LE BRETON, David, *Anthropologie de la douleur*, Paris, Métailié, 1995.

LE GUAY, Damien, *Quand l'euthanasie sera là*, Paris, Broché, 2022.

MARIN, Claire, *La maladie, catastrophe intime*, Paris, PUF, 2014.

MARIN, Isabelle et PIAZZA, Sara, *Euthanasie : un progrès social ?*, Paris, Broché, 2023.

PELLUCHON, Corine, *Tu ne tueras point*, Paris, Le Cerf, 2013.

PELLUCHON, Corine, *Éthique de la considération*, Paris, Seuil, 2018.

PELLUCHON, Corine, *La raison du sensible*, Paris, Artège, 2009.

PELLUCHON, Corine, *L'espérance, ou la traversée de l'impossible*, Paris, Fayot, 2023.

PIERRON, Jean-Philippe, *Faut-il donner un sens à sa vie ?*, Paris, Milan, 2009.

PIERRON, Jean-Philippe, *Les puissances de l'imagination*, Paris, Le Cerf, 2012.

PIERRON, Jean-Philippe, *Vulnérabilité. Pour une philosophie du soin*, Paris, PUF, 2010.

PIERRON, Jean-Philippe, *Je est un nous. Enquête philosophique sur nos interdépendances avec le vivant*, Paris, Broché, 2021.

PIERRON, Jean-Philippe, *Nos vies sur la brèche, une philosophie de l'intenable*, Paris, Éditions de l'Atelier, 2024.

REY, Roselyne, *Histoire de la douleur*, Paris, La Découverte, 2000.

RICŒUR, Paul, *Vivant jusqu'à la mort*, Paris, Seuil, 2007.

RICŒUR, Paul, *Finitude et culpabilité*, Paris, Aubier, 1960.

RICŒUR, Paul, *Le Volontaire et l'involontaire*, Paris, Aubier, 1960.

RICŒUR, Paul, *Lectures 2. Les contrées des philosophes*, Paris, Seuil, 1999 [1992].

RICŒUR, Paul, *Le Juste 2*, Paris, Esprit, 2001.

RICŒUR, Paul, *Soi-même comme un autre*, Paris, Seuil, 1990.

RICOT, Jacques, *Philosophie et fin de vie*, Paris, ENSP, 2003.

RICOT, Jacques, *Dignité et euthanasie*, Nantes, Pleins Feux, 2003.

RICOT, Jacques, *Le suicide est-il un droit de l'homme ?*, Paris, Éditions m-editer, 2015.

RINGLET, Gabriel, « *Vous me coucherez nu sur la terre nue* ». *L'accompagnement spirituel jusqu'à l'euthanasie*, Paris, Albin Michel, 2015.

RUSZNIEWSKI, Martine, *Face à la maladie grave. Familles, patients, soignants*, Paris, Dunod, 1999.

VERGELY, Bertrand, *La souffrance*, Paris, Gallimard, 1997.

VERGELY, Bertrand, *Entretiens au bord de la mort*, Paris, Bartillat, 2015.

VERSPIEREN, Patrick, *Face à celui qui meurt. Euthanasie, acharnement thérapeutique, accompagnement*, Paris, Desclée de Brouwer, 1984.

VERSPIEREN, Patrick, RICHARD, Marie-Sylvie et RICOT, Jacques, *La tentation de l'euthanasie. Repères éthiques et expériences soignantes*, Paris, Broché, 2004.

WUNENBURGER, Jean-Jacques, *Imaginaires et rationalités des médecines alternatives*, Paris, Les Belles Lettres, 2008.

WUNENBURGER, Jean-Jacques, *Soigner, les limites des technosciences de la santé*, Louvain-la-Neuve, EME Éditions, 2019.

Table des matières

www.ingramcontent.com/pod-product-compliance
Lightning Source LLC
LaVergne TN
LVHW010916051026
849532LV00003B/712